Patrick Ness | Siobhan Dowd

Sieben Minuten nach Mitternacht

Buch

Es ist sieben Minuten nach Mitternacht, als etwas völlig Ungeheuerliches passiert. Wie jede Nacht erwartet Conor eigentlich nur seinen Albtraum wie einen nächtlichen Peiniger, der ihn quält, seit seine Mutter ihre Behandlung begann. Es ist aber etwas anderes, das nun an sein Fenster klopft. Ein ungeheuerliches Wesen, das anscheinend im Garten hinter seinem Haus lebt. Es ist uralt, wild und weise – und es flößt Conor unendliche Angst ein. Doch letztlich ist es der einzige Freund, der dem Jungen in den schwersten Stunden seines jungen Lebens zur Seite steht. Conor wünscht sich eigentlich nichts sehnlicher, als dass der Schmerz enden möge, dass die Sorge um seine Mutter ihm nicht mehr die Luft zum Atmen nimmt. Doch dieser Wunsch stürzt ihn in tiefste Schuldgefühle. Wie kann er nur daran denken, seine Mutter jemals gehen zu lassen, wo er sie doch so sehr liebt und sie sein Leben ist? Nie könnte er sie loslassen, aber wie soll er diesen Schmerz noch länger aushalten?

Patrick Ness erzählt eine Geschichte, die jeden berühren wird, ob jung oder alt, denn sie stellt eine Frage, die jeder irgendwann in seinem Leben wird beantworten müssen: Wie kann ich einen geliebten Menschen gehen lassen, ohne mich selbst zu verlieren? Für die Verfilmung des bewegenden Romans mit Liam Neeson und Sigourney Weaver hat Patrick Ness auch das Drehbuch geschrieben.

Weitere Informationen zu Patrick Ness und Siobhan Dowd sowie zu lieferbaren Titeln der Autoren finden Sie am Ende des Buches.

Patrick Ness
nach einer Idee
von Siobhan Dowd

Sieben Minuten nach Mitternacht

Roman

Illustriert von Jim Kay

Deutsch von Bettina Abarbanell

GOLDMANN

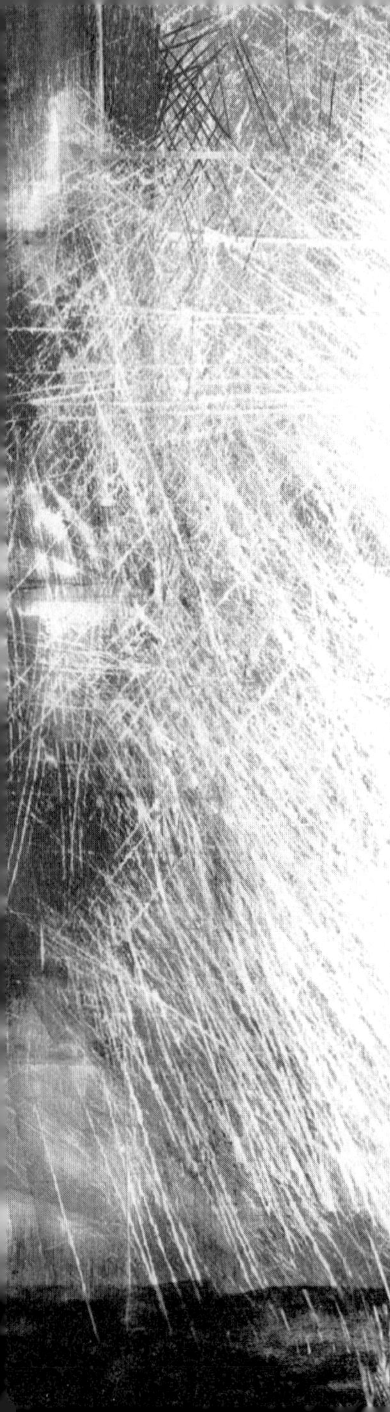

Mit Dank für Kate Wheeler
P. N.

Die Originalausgabe erschien 2011 unter dem Titel »A Monster Calls« bei Walker Books Ltd., UK.

Dieses Buch ist auch als E-Book erhältlich

MIX
Papier aus verantwortungsvollen Quellen
FSC® C014496

Verlagsgruppe Random House FSC® N001967

1. Auflage
Sonderveröffentlichung Oktober 2016

Umschlaggestaltung: UNO Werbeagentur, München
Umschlagillustration: © 2011 Jim Kay
Film Artwork: © 2016 Apaches Entertainment, SL; Telecinco Cinema, SLU; A Monster Calls, AIE; Películas La Trini, SLU.
KS • Herstellung: Str.
Druck und Bindung: GGP Media GmbH, Pößneck
Printed in Germany
ISBN: 978-3-442-48534-5
www.goldmann-verlag.de

Besuchen Sie den Goldmann Verlag im Netz

VORBEMERKUNG DES AUTORS

Ich hatte nie das Glück, Siobhan Dowd persönlich zu begegnen. Ich kenne sie, wie wohl die meisten, nur dank ihrer großartigen Bücher. Vier packende Romane für junge Erwachsene, von denen zwei zu ihren Lebzeiten, zwei nach ihrem allzu frühen Tod erschienen sind. Falls Ihr diese Bücher noch nicht gelesen habt, solltet Ihr das so bald wie möglich nachholen.

Dieser Roman wäre Siobhans fünftes Buch geworden. Sie hatte schon die Figuren, ein detailliertes Exposé und einen Anfang. Was sie leider nicht hatte, war Zeit.

Als ich gefragt wurde, ob ich mir vorstellen könnte, ihr Buch zu vollenden, habe ich gezögert. Was ich nicht wollte – nicht *konnte* –, war, den Roman in Siobhans ureigenem Ton zu schreiben. Damit hätte ich ihr, den Lesern, vor allem aber der Geschichte einen Bärendienst erwiesen. Ich glaube nicht, dass gute Literatur auf solche Weise entstehen kann.

Gute Ideen haben es allerdings an sich, weitere gute Ideen hervorzubringen. Und ehe ich mich's versah, stießen Siobhans Überlegungen neue Ideen in mir an, und ich begann jenen unwiderstehlichen Kitzel zu verspüren, nach dem sich jeder Schriftsteller sehnt: den Drang, Wörter zu Papier zu bringen, den Drang, eine Geschichte zu erzählen.

Ich hatte damals das Gefühl – und habe es bis heute –, als sei mir ein Staffelstab in die Hand gedrückt worden; als habe eine einzigartige Schriftstellerin mir ihre Geschichte mit den Worten übergeben: »Jetzt bist du dran. Lauf los. Stifte Unruhe.« Und das habe ich versucht. Unterwegs gab es für mich nur eine einzige Maxime: ein Buch zu schreiben, das Siobhan gefallen hätte. Das war das Einzige, worauf es mir ankam.

Und jetzt ist es an der Zeit, den Staffelstab an Euch weiterzugeben. Geschichten sind nicht zu Ende, wenn ihre Autoren, egal zu wievielt sie an den Start gegangen sind, sie abgeschlossen haben. Hier ist das, was Siobhan und ich uns ausgedacht haben. Jetzt seid Ihr dran. Lauft los.

Stiftet Unruhe.

Patrick Ness
London, Februar 2011

Für Siobhan

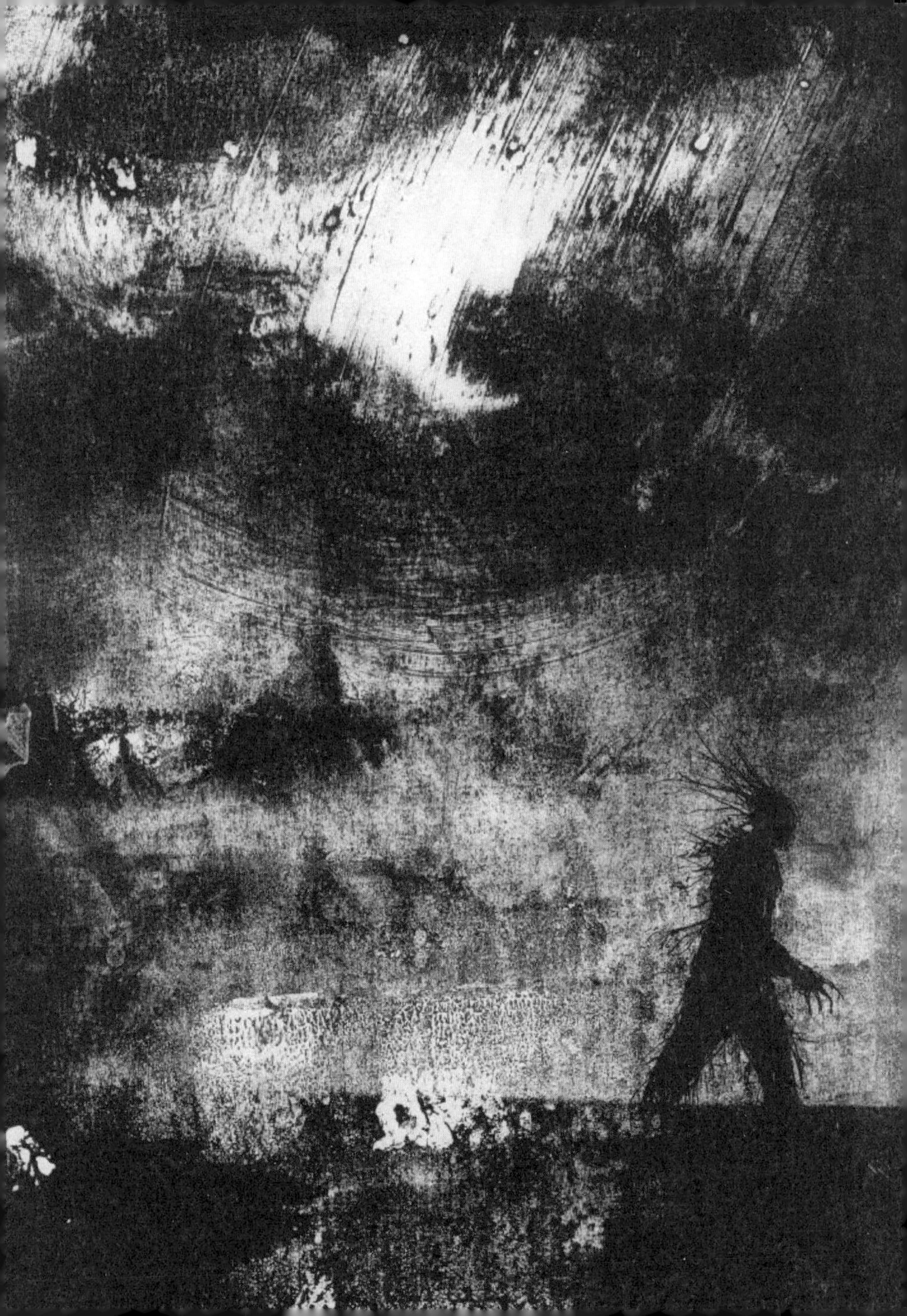

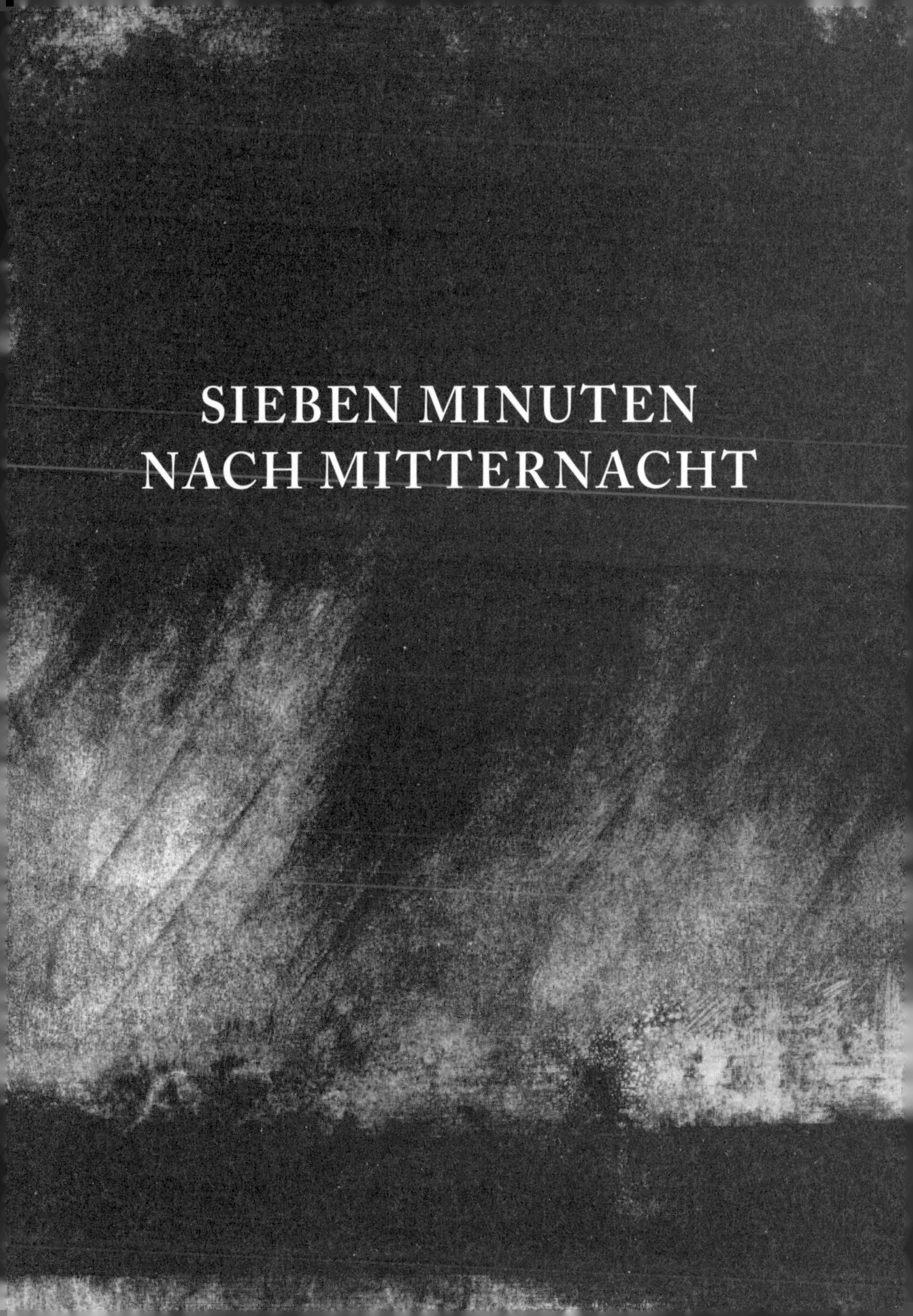
SIEBEN MINUTEN
NACH MITTERNACHT

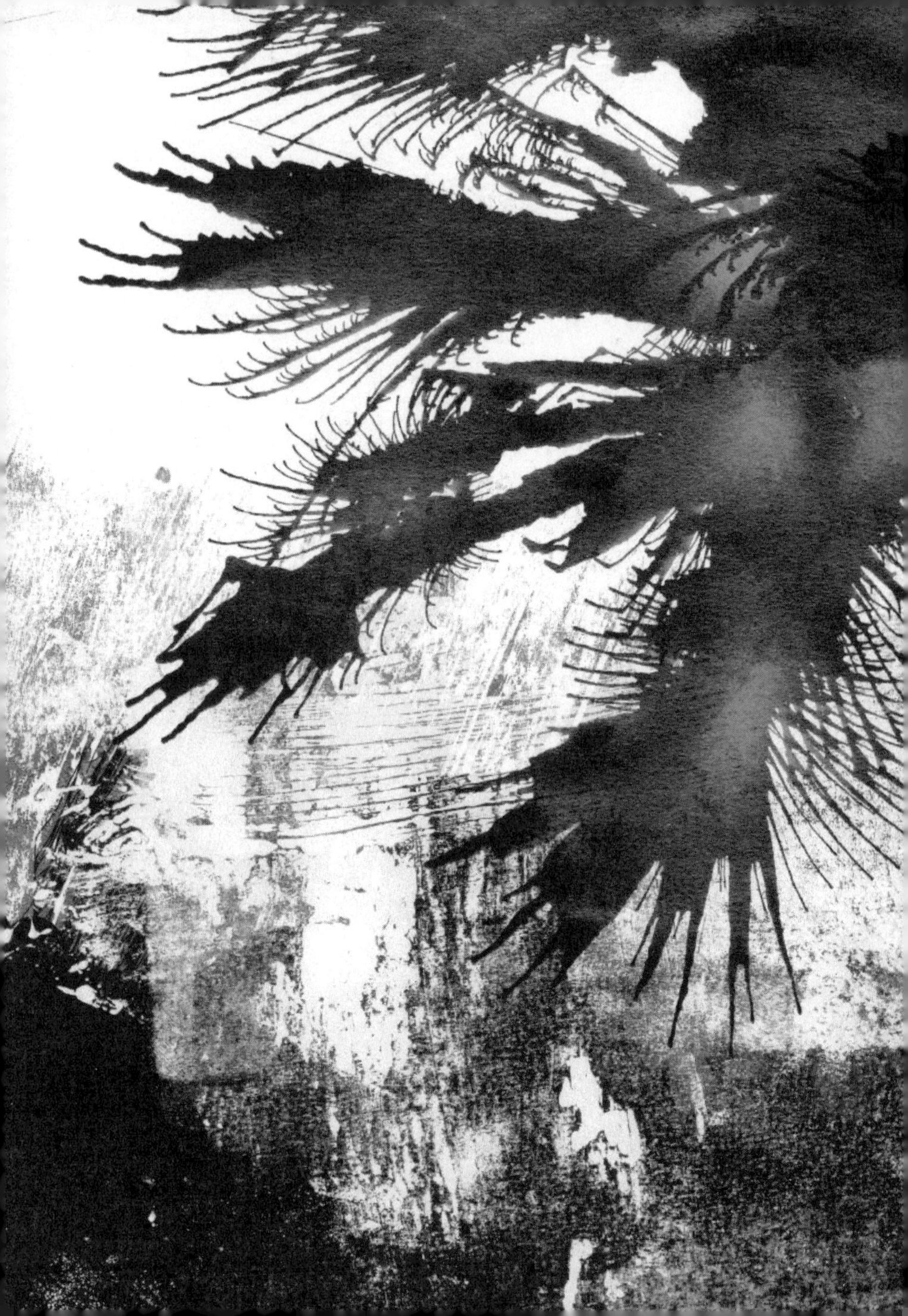

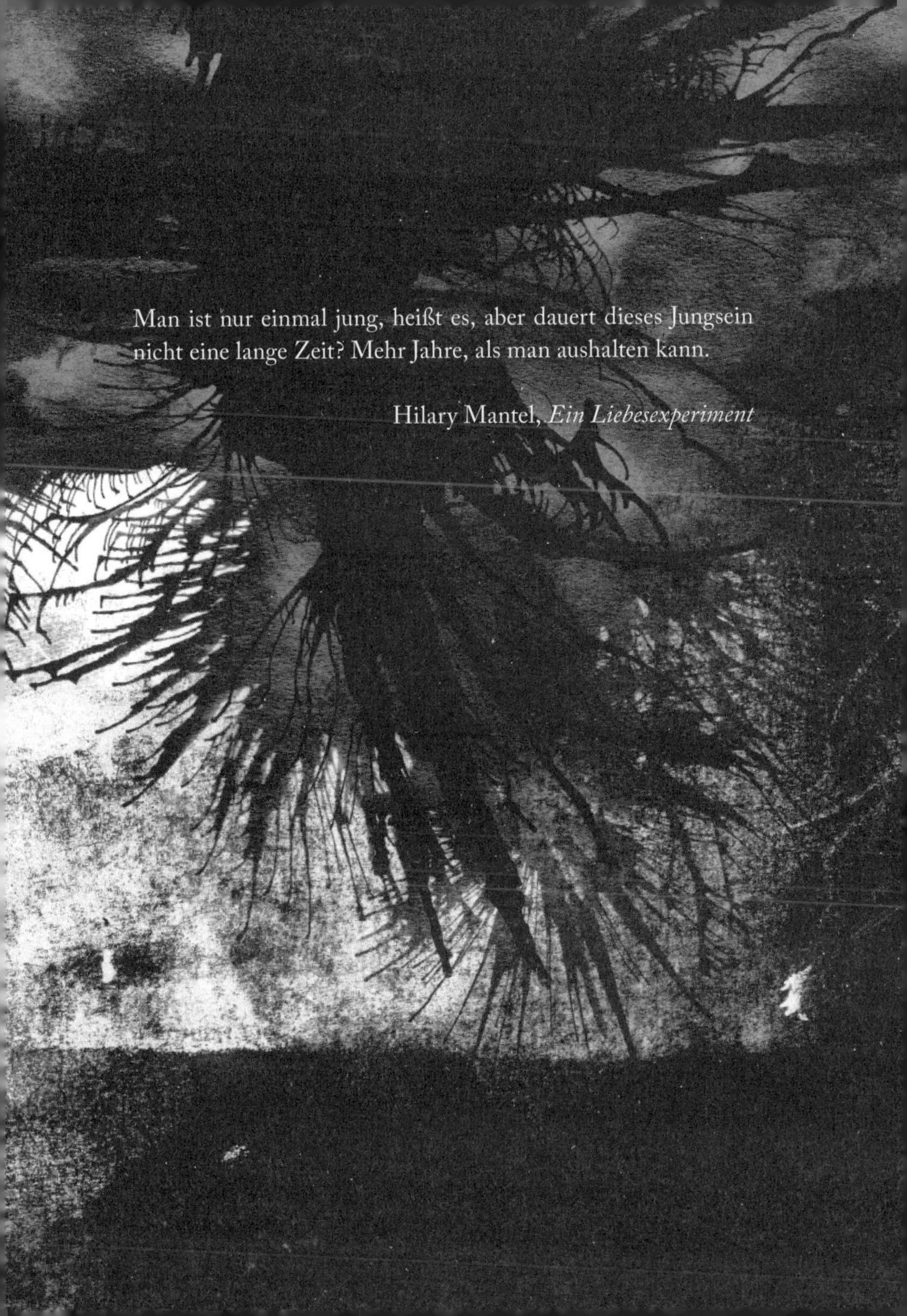

Man ist nur einmal jung, heißt es, aber dauert dieses Jungsein nicht eine lange Zeit? Mehr Jahre, als man aushalten kann.

Hilary Mantel, *Ein Liebesexperiment*

SIEBEN MINUTEN NACH MITTERNACHT

Das Monster tauchte kurz nach Mitternacht auf. Wie das bei Monstern eben üblich ist.

Conor war wach, als es kam.

Er hatte einen Albtraum gehabt. Na gut, nicht *irgendeinen. Den* Albtraum. Den einen, den er in letzter Zeit ziemlich oft hatte. Den mit der Finsternis und dem Wind und dem Schrei. Den mit den Händen, die er irgendwann nicht mehr festhalten konnte, egal, wie sehr er sich bemühte. Den, der immer damit endete, dass –

»Geh weg«, flüsterte Conor in die Dunkelheit seines Zimmers hinein, um den Albtraum zurückzudrängen und nicht zuzulassen, dass er ihm in die Wirklichkeit folgte. »Geh jetzt weg.«

Er warf einen Blick auf die Uhr, die seine Mutter ihm auf den Nachttisch gestellt hatte. 00:07. Sieben Minuten nach Mitternacht. Das war spät, wenn man am nächsten Tag Schule hatte, für eine Sonntagnacht auf jeden Fall sehr spät.

Er hatte niemandem von dem Albtraum erzählt.

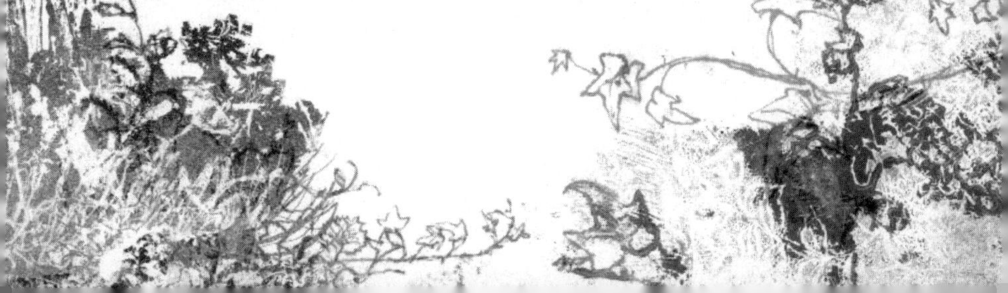

Seiner Mutter natürlich sowieso nicht, aber auch sonst keinem, nicht seinem Vater, mit dem er alle zwei Wochen (oder so) telefonierte, *schon gar nicht* seiner Großmutter und auch in der Schule niemandem. Ganz bestimmt nicht.

Was in dem Albtraum geschah, brauchte außer ihm nie jemand zu erfahren.

Conor blinzelte benommen, dann stutzte er. Irgendetwas war seltsam. Er wurde noch ein bisschen munterer und setzte sich in seinem Bett auf. Der Albtraum zog sich an die Ränder seines Bewusstseins zurück, aber da war etwas anderes, was er nicht genau zuordnen konnte, etwas Merkwürdiges, etwas –

Er lauschte angestrengt in die Stille, hörte jedoch nichts als die Geräusche des ruhigen Hauses um sich herum, hier und da ein leises Knacken von unten oder das Geraschel des Bettzeugs seiner Mutter im Zimmer nebenan.

Sonst nichts.

Und dann doch etwas. Und zwar ganz offenkundig das, was ihn geweckt hatte.

Jemand rief seinen Namen.

Conor.

Er verspürte einen Anflug von Panik und sein Magen krampfte sich zusammen. War es ihm gefolgt? War es irgendwie aus dem Albtraum herausgetreten und –?

»Sei nicht blöd«, sagte er zu sich selbst. »Du bist zu alt für Monster.«

Und das stimmte. Er war vergangenen Monat dreizehn geworden. Monster waren etwas für Babys. Für Hosenscheißer. Für –

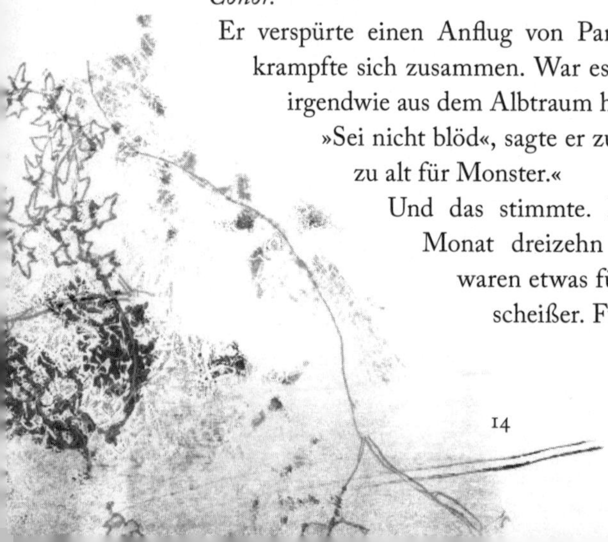

Conor.

Da war es wieder. Conor schluckte. Es war ein ungewöhnlich warmer Oktober, und sein Fenster stand noch offen. Vielleicht hatte das Geflüster der Vorhänge in der Brise so geklungen wie –

Conor.

Na gut, der Wind war es nicht. Es war eindeutig eine Stimme, aber keine, die er kannte. Jedenfalls nicht die Stimme seiner Mutter. Es war überhaupt keine Frauenstimme, und einen verrückten Moment lang dachte er, sein Vater sei vielleicht überraschend aus Amerika zu Besuch gekommen und zu spät gelandet, um anzurufen, und –

Conor.

Nein. Nicht sein Vater. Diese Stimme hatte einen ganz eigentümlichen, *monsterartigen* Ton, wild und ungezähmt.

Dann hörte er draußen ein gewaltiges Knarren, als tappe etwas Riesengroßes über einen Holzboden.

Er mochte nicht nachsehen. Und zugleich wollte ein Teil von ihm nichts lieber tun als genau das.

Inzwischen hellwach, schlug er die Bettdecke zurück, stand auf und trat ans Fenster. Im fahlen Mondlicht konnte er deutlich den Kirchturm auf dem kleinen Hügel hinter ihrem Haus und davor die Gleise erkennen, zwei geschwungene, massive Stahlbänder, die in der Nacht matt schimmerten. Der zur Kirche gehörende Friedhof, mit all den Grabsteinen, deren Inschriften man kaum noch lesen konnte, lag vom Mondlicht erhellt vor ihm.

Conor sah auch die große Eibe, die sich in der Mitte des Friedhofs erhob, einen Baum, der so alt war, dass es fast so wirkte, als sei er aus demselben Stein gehauen wie die Kirche.

Dass es eine Eibe war, wusste Conor nur, weil seine Mutter es ihm erklärt hatte – früher, als er noch ein kleiner Junge war, damit er die giftigen Beeren nicht aß, und dann wieder im vergangenen Jahr, als sie immer öfter mit diesem seltsamen Ausdruck auf dem Gesicht aus dem Küchenfenster gestarrt und gesagt hatte: »Das ist eine Eibe, weißt du.«

Jetzt hörte er wieder seinen Namen.

Conor.

Als würde er ihm von beiden Seiten in die Ohren geflüstert.

»Was zum –?«, sagte Conor mit klopfendem Herzen. Was auch immer gleich passieren würde – er konnte es plötzlich kaum noch erwarten.

Eine Wolke schob sich vor den Mond und ließ die ganze Landschaft in Dunkelheit versinken, und gleich darauf fegte ein Windstoß vom Hügel herunter in sein Zimmer und bauschte die Vorhänge. Erneut hörte Conor das Knarren und Knacken von Holz, hörte es ächzen und grummeln wie ein lebendiges Wesen, wie den knurrenden Magen der Erde, der nach etwas zu essen verlangte.

Dann zog die Wolke vorüber und das Mondlicht schien wieder.

Auf die Eibe.

Die jetzt mitten in seinem Garten stand.

Und hier war es – das Monster.

Unter Conors Blicken verbanden sich die oberen Äste des Baums zu einem riesengroßen, furchterregenden Gesicht, bildeten Mund, Nase und schimmernde Augen, die seinen Blick erwiderten. Andere Äste wanden sich knackend und ächzend

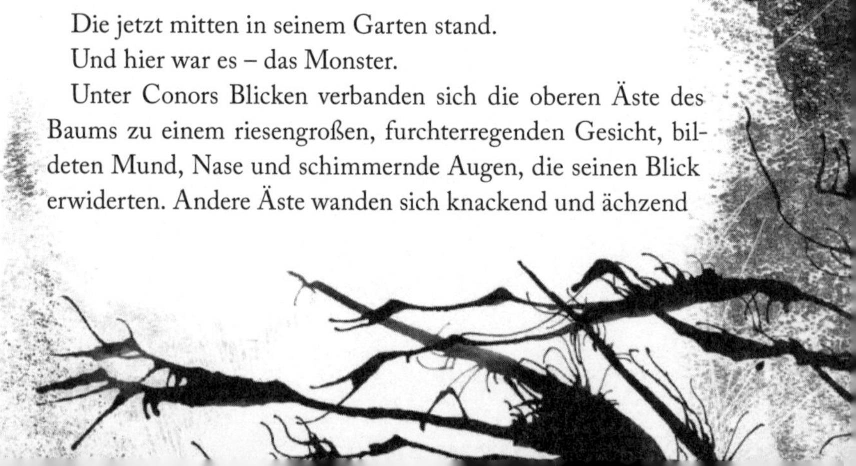

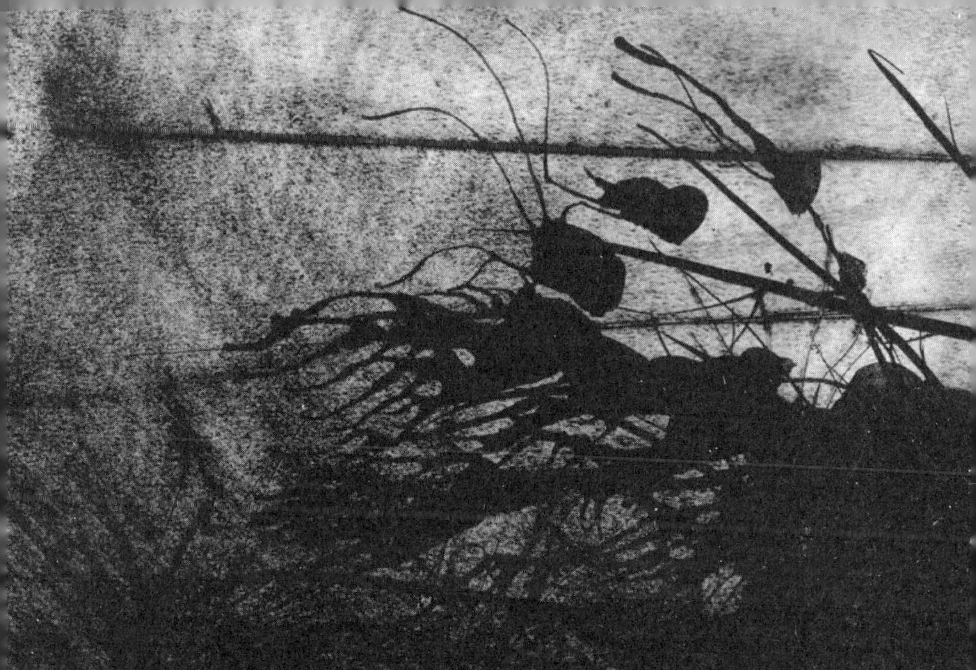

umeinander, formten zwei lange Arme und dem Stamm zur Seite ein zweites Bein. Der Rest des Baums bildete Rückgrat und Rumpf, und die dünnen Nadeln verwoben sich zu einem wogenden grünen Fell, das sich hob und senkte, als arbeiteten darunter Muskeln und Lungen.

Das Monster überragte bereits Conors Fenster, wurde aber immer noch größer, während es sich entfaltete und zu einer kolossalen Gestalt auswuchs, die stark wirkte – *geradezu mächtig*. Es starrte Conor die ganze Zeit an, und er konnte dessen gewaltigen Atem wie Windböen aus seinem Mund entweichen hören. Jetzt legte es seine riesenhaften Hände links und rechts neben Conors Fenster und neigte den Kopf, bis seine großen Augen den ganzen Rahmen ausfüllten und Conor fest in den Blick nahmen. Conors Haus stöhnte leise unter seinem Gewicht.

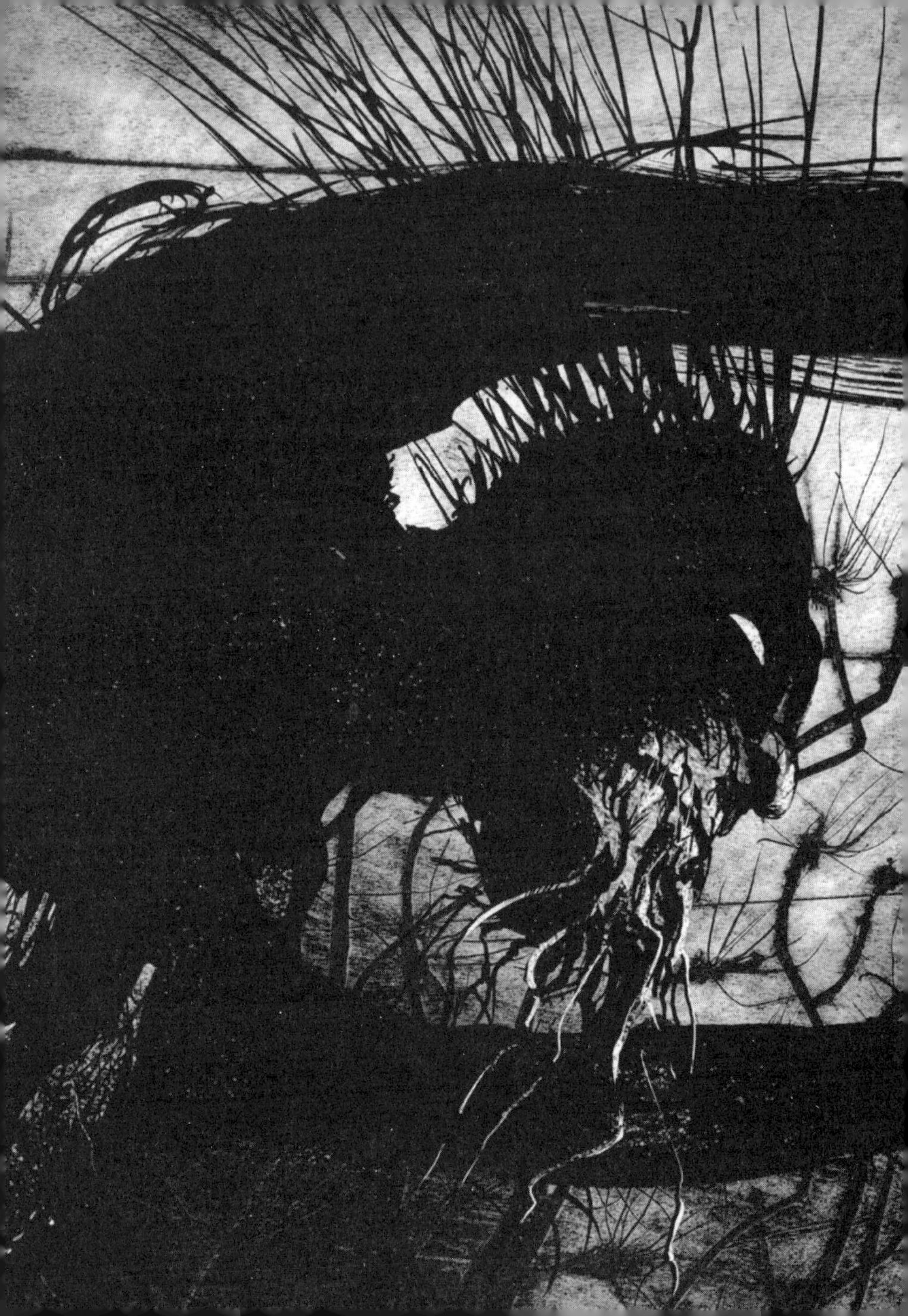

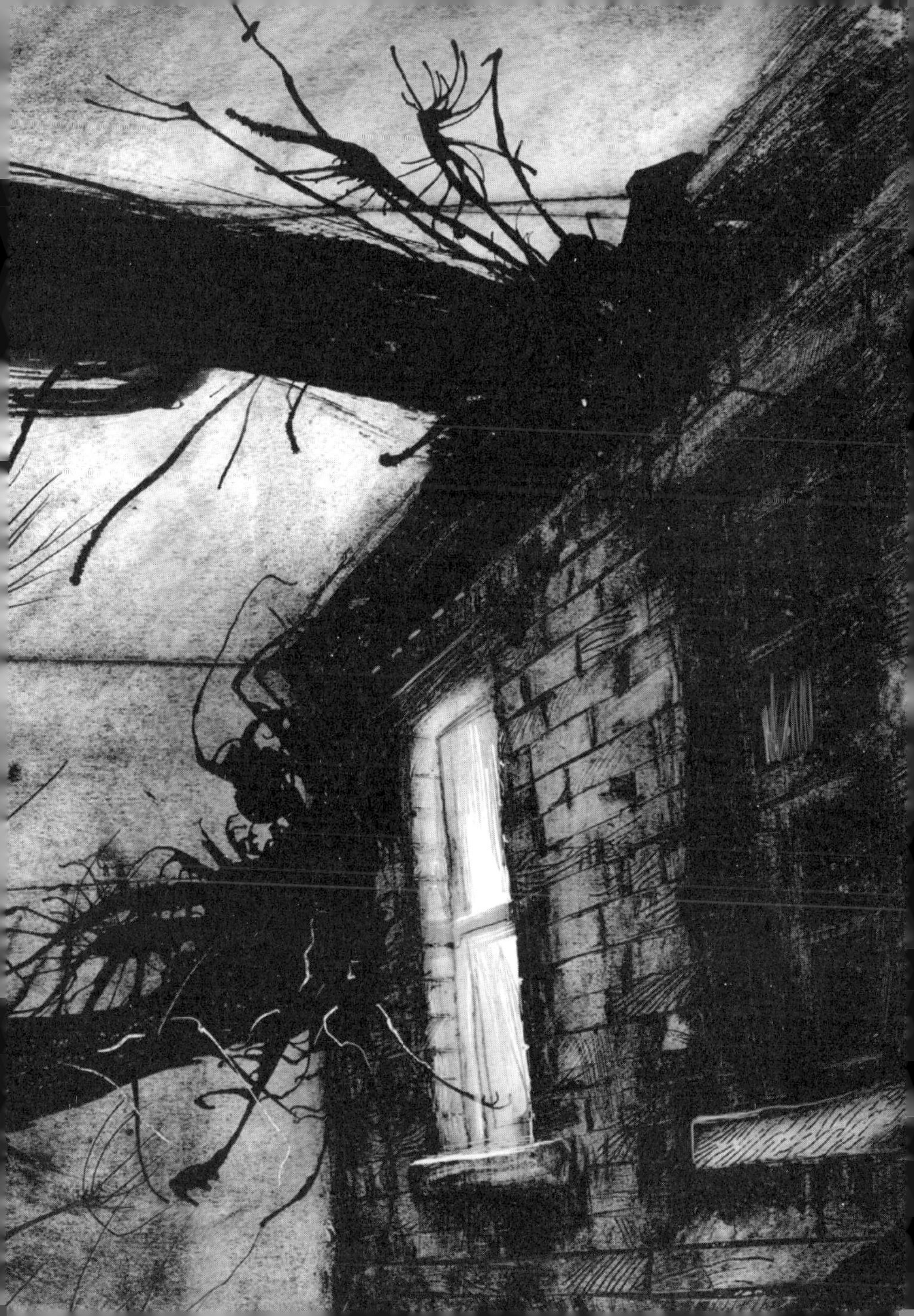

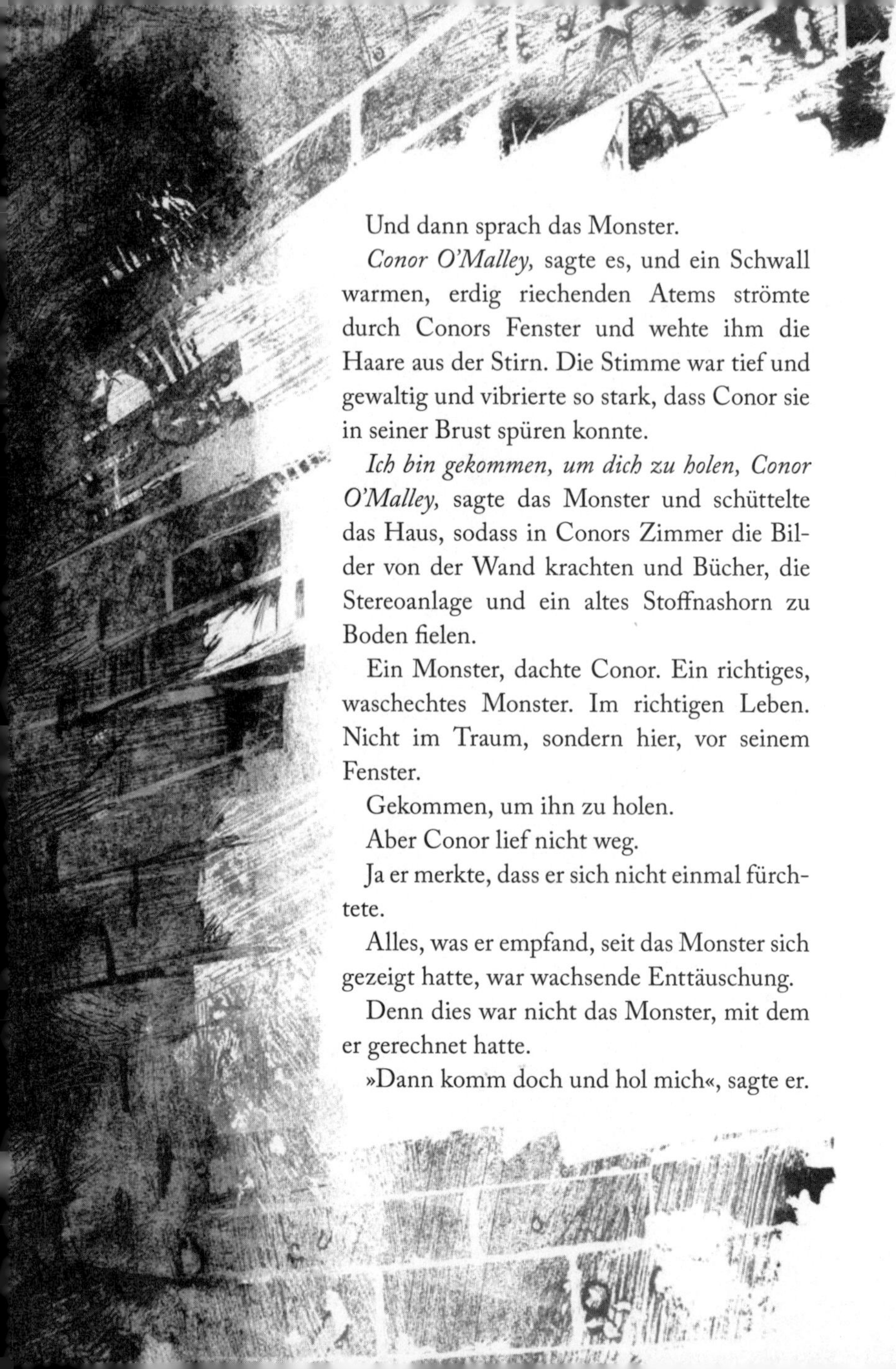

Und dann sprach das Monster.

Conor O'Malley, sagte es, und ein Schwall warmen, erdig riechenden Atems strömte durch Conors Fenster und wehte ihm die Haare aus der Stirn. Die Stimme war tief und gewaltig und vibrierte so stark, dass Conor sie in seiner Brust spüren konnte.

Ich bin gekommen, um dich zu holen, Conor O'Malley, sagte das Monster und schüttelte das Haus, sodass in Conors Zimmer die Bilder von der Wand krachten und Bücher, die Stereoanlage und ein altes Stoffnashorn zu Boden fielen.

Ein Monster, dachte Conor. Ein richtiges, waschechtes Monster. Im richtigen Leben. Nicht im Traum, sondern hier, vor seinem Fenster.

Gekommen, um ihn zu holen.

Aber Conor lief nicht weg.

Ja er merkte, dass er sich nicht einmal fürchtete.

Alles, was er empfand, seit das Monster sich gezeigt hatte, war wachsende Enttäuschung.

Denn dies war nicht das Monster, mit dem er gerechnet hatte.

»Dann komm doch und hol mich«, sagte er.

Eine seltsame Stille trat ein.

Was hast du gesagt?, fragte das Monster.

Conor verschränkte die Arme vor der Brust. »Ich hab gesagt, dann komm doch und hol mich.«

Das Monster hielt kurz inne, dann hieb es mit einem Brüllen beide Fäuste gegen das Haus. Conors Zimmerdecke wölbte sich unter den Schlägen und in den Wänden taten sich tiefe Risse auf. Wind fegte durch den Raum und die Luft erzitterte vom wütenden Gebrüll des Monsters.

»Du kannst schreien, so viel du willst«, sagte Conor achselzuckend und fast ohne die Stimme zu erheben. »Ich hab schon Schlimmeres erlebt.«

Das Monster brüllte noch lauter und stieß krachend einen Arm durch Conors Fenster, sodass Glas, Holz und Stein barsten. Eine riesige Asthand umfasste Conor und hob ihn vom Boden auf. Sie schwang ihn aus seinem Zimmer hinaus in die Nacht, hoch über den Garten, hielt ihn vor den kreisrunden Mond und quetschte seine Rippen, bis er kaum noch Luft bekam. Conor sah die schiefen Zähne aus hartem, knorrigem Holz im offenen Mund des Monsters und fühlte warmen Atem zu sich heraufsteigen.

Dann stockte das Monster erneut.

Du scheinst ja wirklich keine Angst zu haben.

»Nein«, sagte Conor. »Vor dir jedenfalls nicht.«

Das Monster kniff die Augen zusammen.

Das wirst du noch, sagte es. *Bevor es vorbei ist.*

Und das Letzte, woran Conor sich erinnerte, war, wie das Monster den Mund sperrangelweit aufriss, um ihn bei lebendigem Leib zu verschlingen.

FRÜHSTÜCK

»Mum?«, rief Conor, als er in die Küche kam. Er wusste, dass sie nicht dort war – er hörte den Wasserkocher nicht, den sie immer als Erstes anstellte –, aber in letzter Zeit sagte er oft ihren Namen, bevor er ein Zimmer im Haus betrat. Er wollte sie nicht erschrecken, falls sie versehentlich eingeschlafen sein sollte.

Aber sie war nicht in der Küche. Was bedeutete, dass sie wahrscheinlich noch oben in ihrem Bett lag. Was wiederum bedeutete, dass Conor sich sein Frühstück selbst machen musste, doch daran hatte er sich inzwischen gewöhnt. Gut. *Sehr* gut sogar, vor allem an *diesem* Morgen.

Er ging schnell zum Abfalleimer, stopfte die Plastiktüte, die er bei sich hatte, tief hinein und deckte anderen Abfall darüber, bis sie nicht mehr zu sehen war.

»So«, sagte er laut, stand einen Moment lang da und atmete tief aus. Dann nickte er sich selbst zu und sagte: »Frühstück.«

Eine Scheibe Brot in den Toaster, etwas Müsli in eine Schüssel, ein bisschen Saft in ein Glas, schon war alles fertig und er setzte sich an den kleinen Tisch in der Küche, um zu essen. Seine Mutter hatte ihr eigenes Brot und Müsli, sie kaufte es in einem Reformhaus in der Stadt, und Conor brauchte zum Glück nichts davon zu essen. Es schmeckte genauso trostlos, wie es aussah.

Er schaute zur Uhr hoch. Noch fünfundzwanzig Minuten, bis er losmusste. Er hatte schon seine Schuluniform an, und der Rucksack stand fertig gepackt neben der Haustür. Das kriegte er alles alleine hin.

Er saß mit dem Rücken zum Küchenfenster, dem über der Spüle, das auf den kleinen Garten und die Bahngleise und die Kirche mit ihrem Friedhof hinausging.

Und ihrer Eibe.

Conor nahm noch einen Löffel Müsli. Sein Kauen war das einzige Geräusch im ganzen Haus.

Es war ein Traum gewesen. Was denn *sonst*?

Als er am Morgen aufgewacht war, hatte er als Erstes zum Fenster geschaut. Es war natürlich noch ganz, kein bisschen beschädigt, kein klaffendes Loch zum Garten. *Natürlich* nicht. Nur ein Baby hätte geglaubt, das sei wirklich passiert. Nur ein Baby würde glauben, dass ein Baum – mal im Ernst, ein *Baum* – den Hügel heruntergekommen war und das Haus angegriffen hatte.

Bei dem Gedanken daran, wie blöd das alles war, hatte er lachen müssen und war aus dem Bett gestiegen.

Und unter seinen Füßen hatte es geknirscht.

Jeder Quadratzentimeter des Bodens war mit kleinen spitzen Eibennadeln bedeckt.

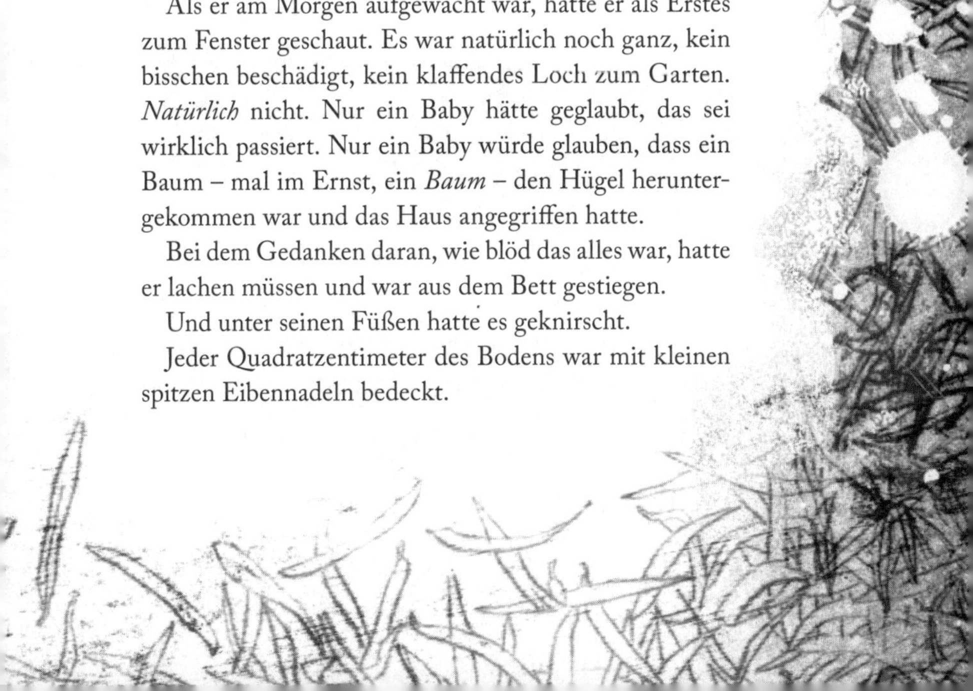

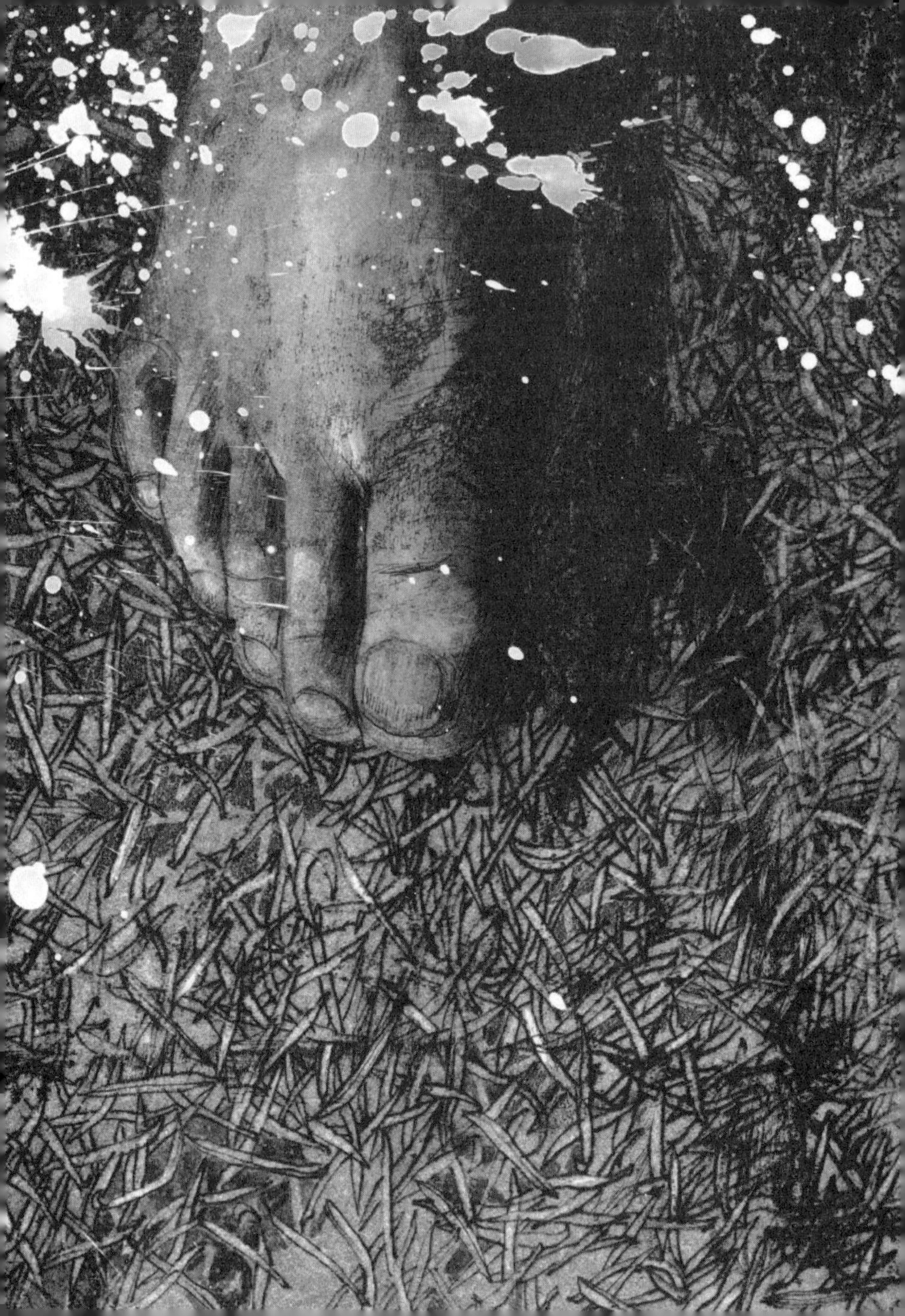

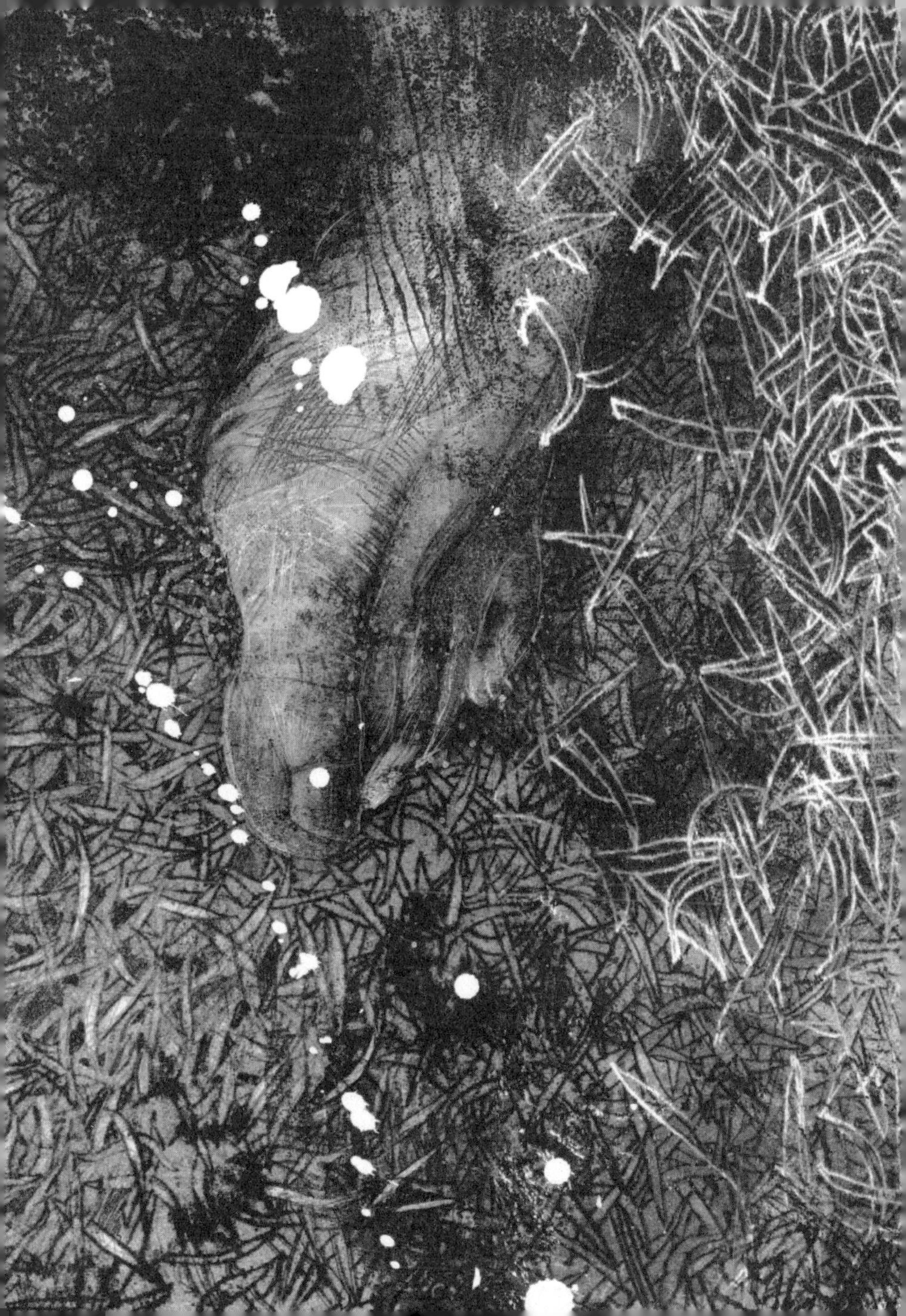

Er schob sich noch einen Löffel Müsli in den Mund, wobei er es tunlichst vermied, zum Abfalleimer zu schauen, in dem die Plastiktüte voller Nadeln ruhte, die er am Morgen gleich als Erstes zusammengefegt hatte.

Es war eine windige Nacht gewesen. Sie waren eindeutig durch das offene Fenster hereingeweht worden.

Eindeutig.

Er aß sein Müsli und den Toast auf, trank den Rest Saft, spülte das Geschirr ab und stellte es in die Maschine. Immer noch zwanzig Minuten. Er beschloss, den Abfalleimer gleich auszuleeren – das war weniger riskant – und trug die Tüte zur Mülltonne vor dem Haus. Da er schon mal dabei war, nahm er den wiederverwertbaren Müll auch gleich mit. Dann setzte er die Waschmaschine in Gang, mit einer Ladung Bettwäsche, die er nach der Schule draußen auf die Leine hängen konnte.

Er ging wieder in die Küche und schaute auf die Uhr.

Immer noch zehn Minuten.

Immer noch kein Zeichen von –

»Conor?«, hörte er vom oberen Treppenabsatz. Er stieß den ganzen Atem aus, den er, ohne dass es ihm bewusst gewesen war, angehalten hatte.

»Hast du schon gefrühstückt?«, fragte seine Mutter, die jetzt am Türrahmen der Küche lehnte.

»Ja, Mum«, sagte Conor, den Rucksack in der Hand.

»Sicher?«

»*Ja,* Mum.«

Sie sah ihn zweifelnd an. Conor rollte mit den Augen. »Toast, Müsli und Saft«, sagte er. »Ich hab das Geschirr in die Spülmaschine gestellt.«

»Und den Müll rausgebracht«, sagte seine Mutter leise, während sie sich ansah, wie ordentlich er die Küche hinterlassen hatte.

»Die Waschmaschine läuft auch«, sagte Conor.

»Du bist ein guter Junge«, sagte sie lächelnd, doch er hörte den traurigen Unterton heraus. »Es tut mir leid, dass ich nicht mit dir aufgestanden bin.«

»Das macht nichts.«

»Es sind nur diese neuen Behand–«

»Das *macht nichts*«, sagte Conor.

Sie verstummte, lächelte ihn aber weiter an. Sie hatte sich den Schal noch nicht um den Kopf gebunden, und ihr kahler Schädel wirkte im Morgenlicht zu zart, zu verletzlich, wie der eines Babys. Es versetzte Conors Magen einen Stich, das zu sehen.

»Warst du das letzte Nacht? Ich habe irgendwas gehört«, sagte sie dann.

Conor erstarrte. »Wann?«

»Irgendwann nach Mitternacht, glaube ich«, sagte sie und stellte den Wasserkocher an. »Zuerst dachte ich, ich hätte geträumt, aber ich hätte schwören können, dass ich deine Stimme gehört habe.«

»Wahrscheinlich hab ich bloß im Schlaf geredet«, sagte Conor mit ausdrucksloser Stimme.

»Wahrscheinlich«, antwortete seine Mutter gähnend. Sie nahm sich einen der Becher, die an Haken neben dem Kühlschrank hingen. »Ach, übrigens«, fügte sie beiläufig hinzu, »ich habe vergessen, dir zu sagen, dass Grandma morgen kommt.«

Conor ließ die Schultern hängen. »Ach, *Mum*.«

»Ich weiß«, sagte sie, »aber du sollst dir dein Frühstück nicht jeden Morgen selbst machen müssen.«

»*Jeden* Morgen?«, sagte Conor. »Wie lange bleibt sie denn?«

»Conor –«

»Wir brauchen sie hier nicht –«

»Du weißt, wie es mir in dieser Phase der Behandlungen geht, Conor –«

»Wir sind doch bisher gut klargekommen –«

»*Conor*«, fuhr seine Mutter ihn an, so scharf, dass es sie beide überraschte. Ein langes Schweigen entstand. Und dann lächelte sie wieder, und sah dabei sehr, sehr müde aus.

»Ich werde versuchen, es so kurz wie möglich zu machen, ja?«, sagte sie. »Ich weiß, dass du dein Zimmer nicht gern hergibst, und es tut mir leid. Ich hätte sie nicht gefragt, wenn ich sie hier nicht brauchte, verstehst du?«

Conor musste immer auf dem Sofa schlafen, wenn seine Großmutter zu Besuch kam. Aber das war es nicht. Es war die Art, wie sie mit ihm *sprach* – so, als wäre er ein Angestellter in der Probezeit.

Eine Probezeit, die er nicht bestehen würde. Außerdem waren sie beide allein bisher *wirklich* gut klargekommen, ganz egal, wie schlecht es seiner Mutter wegen der Behandlungen ging,

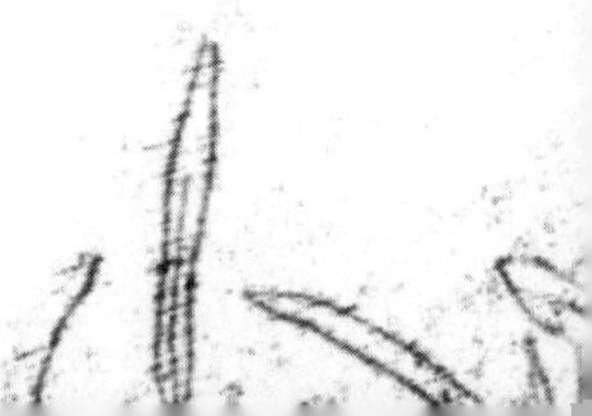

das war nun mal der Preis, den sie bezahlte, um gesund zu werden, also warum –?

»Nur für ein paar Nächte«, sagte seine Mutter, als könne sie seine Gedanken lesen. »Mach dir keine Sorgen, okay?«

Er zupfte stumm am Reißverschluss seines Rucksacks und versuchte, an etwas anderes zu denken. Und dann fiel ihm die Tüte voller Eibennadeln wieder ein, die er in die Mülltonne gestopft hatte.

Dass seine Großmutter in seinem Zimmer schlafen würde, war am Ende vielleicht gar nicht so schlecht.

»Da ist ja das Lächeln, das ich so liebe«, sagte seine Mutter und griff nach dem Wasserkocher, der sich ausgeschaltet hatte. Dann fügte sie mit gespieltem Entsetzen hinzu: »Sie bringt mir ein paar von ihren alten *Perücken* mit, ist das zu glauben?« Sie rieb sich mit der freien Hand über den kahlen Kopf. »Ich werde aussehen wie ein Margaret-Thatcher-Zombie.«

»Ich komme noch zu spät«, sagte Conor mit einem Blick auf die Uhr.

»Ist gut, Liebling«, sagte sie und kam, etwas unsicher auf den Beinen, herüber, um ihm einen Kuss auf die Stirn zu drücken. »Du bist ein guter Junge«, sagte sie noch einmal. »Ich wünschte, du brauchtest nicht *ganz* so gut zu sein.«

Im Gehen sah er, wie sie ihren Tee mit zum hinteren Küchenfenster nahm, und als er die Haustür aufmachte, hörte er sie sagen: »Da ist ja die alte Eibe«,
so, als spräche sie
mit sich selbst.

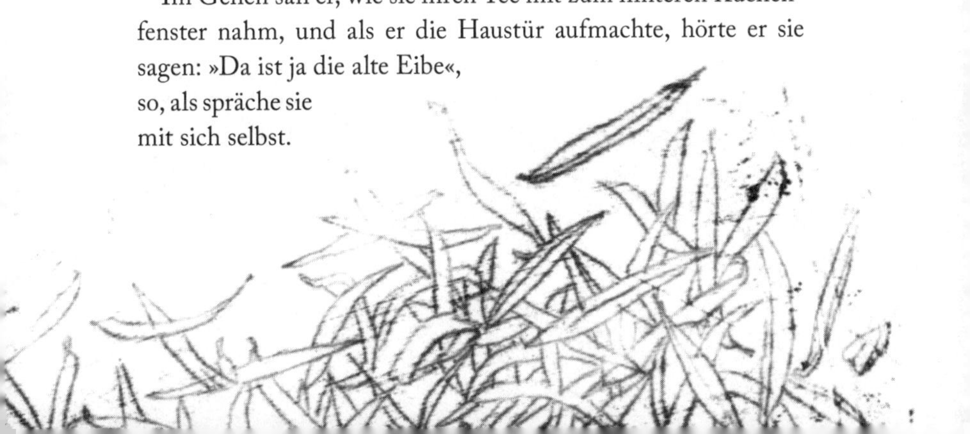

SCHULE

Als er sich aufrappelte, schmeckte er schon das Blut im Mund. Er hatte sich beim Hinfallen auf die Lippe gebissen, und darauf konzentrierte er sich jetzt, auf diesen seltsam metallischen Geschmack, der so eklig war, dass man am liebsten sofort ausspucken wollte, als hätte man etwas Ungenießbares gegessen.

Stattdessen schluckte er. Für Harry und seine Bande wäre es das Allergrößte, wenn sie merken würden, dass Conor blutete. Er hörte Anton und Sully hinter sich lachen, wusste, ohne hinzusehen, genau, was für einen Gesichtsausdruck Harry jetzt hatte. Er konnte sich sogar vorstellen, was Harry als Nächstes sagen würde, in diesem ruhigen, amüsierten Ton, den sonst nur solche Erwachsenen anschlugen, denen man besser aus dem Weg ging.

»Pass auf die Stufen da auf«, sagte Harry. »Du könntest hinfallen.«

Ja, das kam ziemlich genau hin.

So war es nicht immer gewesen.

Harry war der blonde Wunderknabe, jahrein, jahraus der Liebling der Lehrer. Der immer als Erster die Hand in die Höhe streckte, der schnellste Spieler auf dem Fußballplatz, aber letztlich nur auch einer von den Jungs in Conors Klasse. Sie waren nicht direkt befreundet gewesen – Harry hatte eigentlich gar keine Freunde, nur Anhänger; Anton und Sully standen immer bloß hinter ihm und lachten über alles, was er sagte –, aber als Feinde hätte man sie auch nicht bezeichnen können. Vermutlich wusste Harry nicht mal seinen Namen.

Doch irgendwann im Lauf des vergangenen Jahres war das anders geworden. Da hatte Harry ihn plötzlich bemerkt, hatte seinen Blick gesucht, ihn mit kühler Belustigung betrachtet.

Das begann nicht, als die ganze Sache mit Conors Mutter anfing, sondern erst später, als Conor schon den Albtraum hatte, den *richtigen* Albtraum, nicht den von dem blöden Baum, sondern den mit dem Schrei und dem Sturz, den Albtraum, von dem er keiner Menschenseele je erzählen würde. Erst als *dieser* Albtraum immer öfter kam, war Harry plötzlich auf ihn aufmerksam geworden, so als trüge Conor seitdem ein geheimes Mal, das nur Harry sehen konnte.

Ein Zeichen, durch das Harry von ihm angezogen wurde wie Eisen von einem Magneten.

Am ersten Tag des neuen Schuljahrs hatte Harry Conor ein Bein gestellt, als er das Schulgelände betrat, sodass er aufs Pflaster geknallt war.

Und so hatte es angefangen.

Und so war es weitergegangen.

Conor kehrte Anton und Sully den Rücken zu, während sie lachten. Er fuhr mit der Zunge an der Innenseite seiner Lippe entlang, um zu prüfen, wie schlimm er sich gebissen hatte. Nicht allzu schlimm. Er würde es überleben, wenn er es schaffte, in die Klasse zurückzukommen, ohne dass etwas dazwischenkam.

Aber es kam etwas dazwischen.

»Lasst ihn in Ruhe!« Conor zuckte zusammen, als er die Stimme hörte.

Er drehte sich um und sah, wie Lily Andrews kaum eine Nasenlänge vor Harry stand und ihn wütend anstarrte, was Anton und Sully nur noch mehr zum Lachen reizte.

»Dein Pudel ist da, um dich zu retten«, sagte Anton.

»Ich mache bloß einen fairen Kampf daraus«, schnaubte Lily, und ihre drahtigen Locken wippten ziemlich pudelartig, egal, wie fest sie sie zurückgebunden hatte.

»Du blutest, O'Malley«, sagte Harry, der Lily gelassen ignorierte.

Zu spät hob Conor die Hand, um einen Tropfen Blut aufzufangen, der aus seinem Mundwinkel kam.

»Da muss er wohl seine glatzköpfige Mutter holen, damit sie ihn gesund küsst!«, krähte Sully.

Conors Magen zog sich zu einem Feuerball zusammen, wie eine kleine Sonne, die ihn von innen versengte, doch bevor er reagieren konnte, tat Lily es. Mit einem empörten Schrei schubste sie den überraschten Sully hintenüber ins Gebüsch.

»Lillian Andrews!«, ertönte von der Mitte des Schulhofs die Stimme der Verdammnis.

Sie erstarrten. Selbst Sully hielt mitten im Aufstehen inne.

Miss Kwan, ihre Klassenlehrerin in diesem Jahr, kam herbeigestürmt, ihre schlimmste Zornesfalte wie eine Narbe auf der Stirn.

»Die haben angefangen, Miss«, sagte Lily, die sofort zur Verteidigung überging.

»Ich will nichts hören«, sagte Miss Kwan. »Ist alles in Ordnung, Sullivan?«

Sully sah aus dem Augenwinkel kurz zu Lily hinüber und machte dann ein gequältes Gesicht. »Ich weiß nicht, Miss«, sagte er. »Ich glaub, ich muss nach Hause.«

»Treib's nicht zu weit«, sagte Miss Kwan. »In mein Büro, Lillian.«

»Aber Miss, die haben –«

»*Sofort,* Lillian.«

»Die haben sich über Conors Mutter lustig gemacht!«

Wieder erstarrten alle, und die glühende Sonne in Conors Magen wurde noch heißer, schien ihn bei lebendigem Leib verzehren zu wollen.

– und vor seinem inneren Auge blitzte der Albtraum auf, der heulende Wind, das tiefschwarze Dunkel –

Er drängte ihn beiseite.

»Ist das wahr, Conor?«, fragte Miss Kwan, mit einer Miene so ernst wie ein Pfarrer bei der Predigt.

Conor musste sich wegen des Blutes in seinem Mund fast übergeben. Er sah zu Harry und seiner Bande hinüber. Anton und Sully wirkten besorgt, doch Harry erwiderte seinen Blick vollkommen ruhig und ungerührt, so als wäre er einfach nur neugierig, was Conor sagen würde.

»Nein, Miss, es ist nicht wahr«, sagte Conor und schluckte das Blut herunter. »Ich bin nur hingefallen. Sie haben mir aufgeholfen.«

Auf Lilys Gesicht erschien ein überrasch-

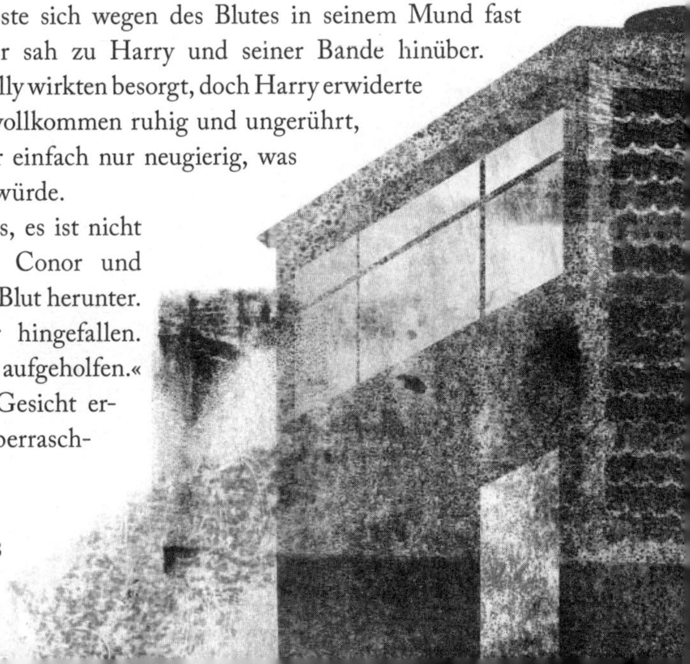

ter und verletzter Ausdruck. Ihr Mund öffnete sich, aber sie gab keinen Ton von sich.

»Geht in eure Klassen«, sagte Miss Kwan. »Außer dir, Lillian.«

Lily sah sich immer wieder nach Conor um, als Miss Kwan sie hinter sich herzog, doch Conor wandte sich von ihr ab.

Nur um Harry vor sich stehen zu sehen, der ihm seinen Rucksack hinhielt.

»Gut gemacht, O'Malley«, sagte er.

Conor antwortete nicht, riss ihm nur den Rucksack aus der Hand und verschwand im Schulgebäude.

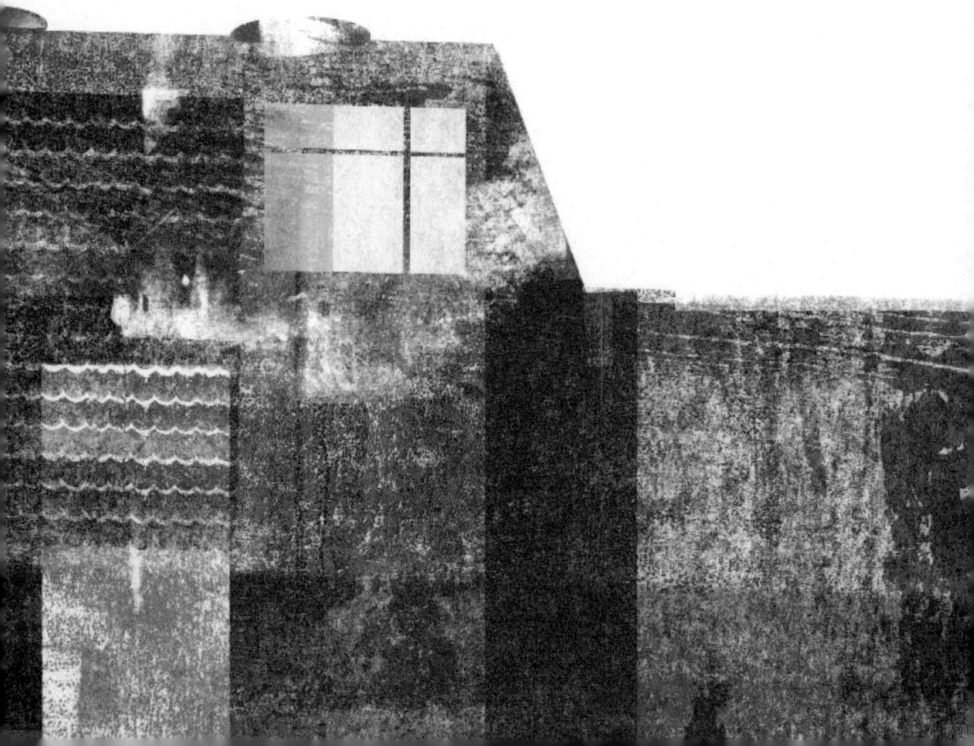

LEBENS-GESCHICHTEN

Geschichten, dachte Conor mit Schrecken, als er nach Hause ging.

Die Schule war aus, und er war entkommen. Er hatte sich für den Rest des Tages von Harry und den anderen ferngehalten, obwohl sie sicher schlau genug gewesen wären, nicht noch einen »Unfall« zu verursachen, so kurz nachdem Miss Kwan sie erwischt hatte. Auch von Lily hatte er sich ferngehalten, die mit roten, geschwollenen Augen und einem Blick, mit dem man Löcher in die Wand hätte brennen können, in den Unterricht zurückgekommen war. Als es zum Schulschluss geläutet hatte, war Conor schnell hinausgerannt, und während er eine Straße um die andere zwischen sich und die Schule und Harry und Lily legte, spürte er, wie ihm die Last all dessen von den Schultern fiel.

Geschichten, dachte er noch einmal.

»*Eure* Geschichten«, hatte Mrs Marl in der Englischstunde gesagt. »Ihr seid schon lange genug auf der Welt – bestimmt hat jeder von euch eine Geschichte zu erzählen.«

Lebens-Geschichten hatte sie es genannt und ihnen aufgetragen, über sich selbst zu schreiben. Über ihren Stammbaum, die Orte, an denen sie gelebt hatten, Ferienreisen und glückliche Erinnerungen.

Wichtige Ereignisse.

Conor verlagerte das Gewicht seines Rucksacks. Klar fielen ihm ein paar wichtige Ereignisse ein. Aber nichts, worüber er schreiben wollte. Wie sein Vater ausgezogen war. Wie die Katze eines Tages verschwunden und nicht wiedergekommen war.

Wie seine Mutter eines Nachmittags gesagt hatte, sie müsse sich mal mit ihm unterhalten.

Er runzelte die Stirn und ging weiter.

Aber er erinnerte sich auch an den Tag *vor* diesem Tag. Da war seine Mutter mit ihm in sein indisches Lieblingsrestaurant gegangen und er hatte sich so viel Vindaloo bestellen dürfen, wie er wollte. Sie hatte gelacht und gesagt: »Warum eigentlich nicht, verdammt?«, und sich selber auch ein paar Vindaloo-Gerichte bestellt. Noch bevor sie wieder im Auto saßen, hatten sie angefangen zu pupsen. Auf dem Nachhauseweg hatten sie kaum sprechen können, so sehr mussten sie lachen und pupsen.

Conor lächelte, als er jetzt daran dachte. Denn es *war* gar nicht der Nachhauseweg gewesen. Stattdessen war sie an einem gewöhnlichen Wochentag mit ihm zu jenem Kino gefahren, in dem ein Film lief, den Conor schon vier Mal gesehen hatte und der seiner Mutter zum Hals heraushing, das wusste er genau. Und trotzdem hatten sie sich das Ganze noch einmal zusammen angesehen, hatten wieder in sich hineingekichert, eimerweise Popcorn gegessen und eimerweise Cola getrunken.

Conor war nicht dumm. Als sie sich am nächsten Tag »unterhielten«, wusste er, was seine Mutter getan hatte und warum. Aber das änderte nichts daran, wie viel Spaß ihnen der Abend zuvor bereitet hatte. Wie sehr sie gelacht hatten. Dass ihnen alles möglich erschienen war. Ja, dass ihnen in dem Moment alles mögliche Gute hätte passieren können, und sie wären kein bisschen überrascht gewesen.

Auch *darüber* würde er allerdings nicht schreiben.

»Halt!« Er stöhnte, als er hinter sich jemanden rufen hörte. »Halt, Conor, warte!«

Lily.

»He!«, sagte sie, als sie ihn eingeholt hatte, und baute sich vor ihm auf, sodass er stehen bleiben musste, wenn er sie nicht umrennen wollte. Sie war außer Atem, aber er sah ihr an, dass sie immer noch geladen war. »Warum hast du das vorhin gemacht?«, fragte sie.

»Lass mich in Ruhe«, sagte Conor und drängte sich an ihr vorbei.

»Warum hast du Miss Kwan nicht gesagt, was wirklich passiert ist?«, fragte Lily weiter und folgte ihm. »Warum hast du mich in solche Schwierigkeiten gebracht?«

»Warum hast du dich eingemischt, obwohl es dich überhaupt nichts angeht?«

»Ich wollte dir *helfen*.«

»Ich brauche deine Hilfe nicht«, sagte Conor. »Ich bin ganz gut allein klargekommen.«

»Bist du nicht!«, sagte Lily. »Du hast geblutet.«

»Es geht dich *nichts* an«, blaffte Conor und beschleunigte seinen Schritt.

»Ich muss die ganze Woche *jeden Tag* nachsitzen«, beklagte sich Lily. »*Und* meine Eltern bekommen einen Brief.«

»Das ist nicht mein Problem.«

»Aber es ist deine Schuld.«

Conor blieb abrupt stehen und drehte sich zu ihr um. Er warf ihr einen so wütenden Blick zu, dass sie erschrocken zurückwich, fast als hätte sie Angst vor ihm. »Es ist *deine* Schuld«, sagte er. »Es ist *alles* deine Schuld.«

Er stürmte davon. »Wir waren mal Freunde«, rief Lily ihm nach.

»*Waren*«, sagte Conor, ohne sich noch einmal umzudrehen.

Er kannte Lily schon ewig. Oder solange er denken konnte, was ungefähr auf dasselbe hinauslief.

Ihre Mütter waren schon Freundinnen gewesen, bevor Conor und Lily geboren wurden, und Lily war für ihn wie eine Schwester, die bloß in einem anderen Haus wohnte, um so mehr, da oft eine der Mütter auf sie beide aufpasste. Aber sie waren nur befreundet, nichts von dem romantischen Quatsch, mit dem sie in der Schule gehänselt wurden. Es fiel Conor sogar schwer, Lily überhaupt als *Mädchen* zu betrachten, wenigstens so wie andere Mädchen in der Schule. Das ging irgendwie nicht, wenn man im Alter von fünf im selben Krippenspiel zusammen als Schafe aufgetreten war. Außerdem wusste *er* genau, wie oft sie in der Nase popelte. Und *sie* wusste, wie lange er noch ein Nachtlicht gebraucht hatte, nachdem sein Vater ausgezogen war. Es war nur eine ganz normale Freundschaft gewesen.

Doch dann hatte seine Mutter sich mit ihm »unterhalten«, und was als Nächstes kam, war im Grunde sehr einfach und ging ganz schnell.

Niemand wusste davon.

Dann wusste es, natürlich, Lilys Mutter.

Dann wusste es Lily.

Und dann wussten es alle. Alle. Wodurch sich an einem einzigen Tag die ganze Welt veränderte.

Und das würde er ihr nie verzeihen.

Noch eine Straße und noch eine, und da war ihr Haus, klein, aber zurückgelegen. Es war das Einzige, worauf seine Mutter bei der Scheidung bestanden hatte: dass es ihres wäre, ohne Wenn und Aber, und sie nicht woanders hinziehen müssten, nachdem sein Vater mit Stephanie, der neuen Frau, nach Amerika gegangen war. Das lag jetzt sechs Jahre zurück, so lange, dass Conor sich manchmal gar nicht mehr erinnern konnte, wie es gewesen war, einen Vater im Haus zu haben.

Was nicht hieß, dass er nicht noch daran dachte.

Er blickte an ihrem Haus vorbei den Hügel hinauf, wo die Kirchturmspitze in den bewölkten Himmel hineinragte.

Und sich die Eibe über dem Friedhof erhob wie ein schlafender Riese.

Conor zwang sich, eine Zeit lang hinzuschauen, sich davon zu überzeugen, dass er nur ein Baum war, ein Baum wie jeder andere, wie all die Bäume entlang der Bahngleise.

Ein Baum. Sonst nichts. Und er war auch nie etwas anderes *gewesen*. Ein Baum.

Ein Baum, der, während Conor ihn betrachtete, ein riesenhaftes Gesicht hob, es ihm im Sonnenlicht zuwandte, die Arme ausstreckte und zu sprechen begann: *Conor* –

Er wich so schnell zurück, dass er fast auf die Straße gestürzt wäre, wenn er sich nicht an der Motorhaube eines parkenden Wagens abgestützt hätte.

Als er aufsah, war er wieder nur ein Baum.

DREI GESCHICHTEN

In der folgenden Nacht lag er hellwach in seinem Bett und behielt die Uhr auf seinem Nachttisch im Auge.

Der Abend war unvorstellbar langsam vergangen. Seine Mutter hatte eine Tiefkühllasagne in den Ofen geschoben und war davon so erschöpft gewesen, dass sie bei den *EastEnders* schon nach fünf Minuten eingeschlafen war. Conor konnte die Sendung nicht leiden, aber er nahm den Rest für seine Mutter auf, deckte sie zu und ging in die Küche, um den Abwasch zu machen.

Einmal hatte das Handy seiner Mutter geklingelt, aber auch davon war sie nicht wach geworden. Conor sah, dass es Lilys Mutter war, und ließ sie auf die Mailbox sprechen. Er setzte sich an den Küchentisch und erledigte alle seine Hausaufgaben, außer Mrs Marls »Lebens-Geschichten«. Dann spielte er in seinem Zimmer eine Weile im Internet herum, bevor er sich die Zähne putzte und ins Bett ging. Er hatte kaum das Licht ausgemacht, als seine Mutter sehr schuldbewusst – und sehr wackelig – kam, um ihm einen Gutenachtkuss zu geben.

Ein paar Minuten später hatte er gehört, wie sie ins Bad ging und sich übergab.

»Brauchst du Hilfe?«, hatte er vom Bett aus gerufen.

»Nein, Liebling«, rief sie mit schwacher Stimme zurück. »Ich hab mich inzwischen dran gewöhnt.«

Genau so war es. Conor hatte sich auch dran gewöhnt. Der

zweite und dritte Tag nach den Behandlungen waren immer die schlimmsten, dann war sie am müdesten und musste sich am häufigsten übergeben. Es war fast schon normal geworden.

Nach einer Weile waren die Geräusche im Bad verstummt. Er hatte gehört, wie sie das Licht ausknipste und ihre Schlafzimmertür schloss.

Das war zwei Stunden her. Seitdem hatte er wach gelegen und gewartet.

Aber worauf?

Auf seinem Wecker war es 00:05. Dann 00:06. Er sah zum Fenster, das er fest geschlossen hatte, obwohl es draußen immer noch warm war. 00:07.

Er stand auf, ging zum Fenster und schaute hinaus.

Das Monster stand in seinem Garten und sah ihn direkt an.

Mach auf, sagte es mit so deutlicher Stimme, als wäre kein Fenster zwischen ihnen. *Ich will mit dir reden.*

»Ja, klar«, sagte Conor so leise wie möglich. »Das wollen Monster ja immer. *Reden.*«

Das Monster lächelte. Es war ein schauriger Anblick. *Wenn ich mir mit Gewalt Zutritt verschaffen muss,* sagte es, *bitte sehr, mit Vergnügen.*

Es hob eine knorrige Faust, als wolle es die Wand von Conors Zimmer zertrümmern.

»Nein!«, sagte Conor. »Ich will nicht, dass du meine Mutter aufweckst.«

Dann komm raus, sagte das Monster, und obwohl Conor in seinem Zimmer war, füllte sich seine Nase mit dem satten Geruch nach Erde, Holz und Harz.

»Was willst du von mir?«, fragte Conor.

Das Monster presste sein Gesicht gegen die Scheibe.

Es geht nicht darum, was ich von dir will, Conor O'Malley. Es geht darum, was du von mir willst.

»Ich will gar nichts von dir«, sagte Conor.

Noch nicht, sagte das Monster. *Aber das wird sich bald ändern.*

»Es ist nur ein Traum«, sagte Conor sich, als er im Garten stand und zu dem Monster aufsah, dessen Silhouette sich vor dem Mond am Nachthimmel abzeichnete. Er verschränkte die Arme fest vor dem Körper, nicht weil es kalt war, sondern, weil er kaum glauben konnte, dass er tatsächlich die Treppe hinuntergeschlichen war und die Hintertür aufgeschlossen hatte, um nach draußen zu gehen.

Er ließ sich immer noch nicht aus der Ruhe bringen. Was merkwürdig war.

Dieser Albtraum – denn es musste ein Albtraum sein, natürlich war es einer – war so anders als der andere.

Keine Angst, keine Panik, keine Finsternis, damit fing es schon mal an.

Und doch sah er hier ein Monster vor sich, so klar wie in der klarsten Nacht.

Ein Monster, das zehn oder fünfzehn Meter hoch über ihm aufragte und schwer atmete.

»Es ist nur ein Traum«, sagte er wieder.

Aber was ist ein Traum, Conor O'Malley?, ließ sich das Monster vernehmen, beugte sich herunter und kam ganz nah an Conors Gesicht heran. *Wer kann denn sagen, dass nicht alles andere der Traum ist?*

Jedes Mal, wenn das Monster sich bewegte, hörte Conor das Holz seines gewaltigen Körpers knarren, ächzen und stöhnen. Er konnte auch das ständige Spiel der kolossalen, drahtigen Aststränge in den kräftigen Armen des Monsters sehen, Baummuskeln wahrscheinlich, die mit dem massiven Brustkorb verbunden waren, darüber ein Kopf und Kiefer, die ihn mit einem Biss zermalmen konnten.

»Was bist du?«, fragte Conor und verschränkte die Arme noch fester.

Ich bin kein »was«, sagte das Monster mit finsterem Blick. *Ich bin ein »wer«.*

»Und *wer* bist du?«, fragte Conor.

Die Augen des Monsters weiteten sich. *Wer ich bin?*, sagte es, und seine Stimme schwoll an. *Wer ich bin?*

Das Monster schien vor Conors Augen zu wachsen, immer noch größer und breiter zu werden. Ein jäher, scharfer Wind wirbelte um sie herum, und das Monster breitete die Arme aus, so weit, dass sie gegenüberliegende Horizonte zu berühren, ja imstande schienen, die ganze Welt zu umfassen.

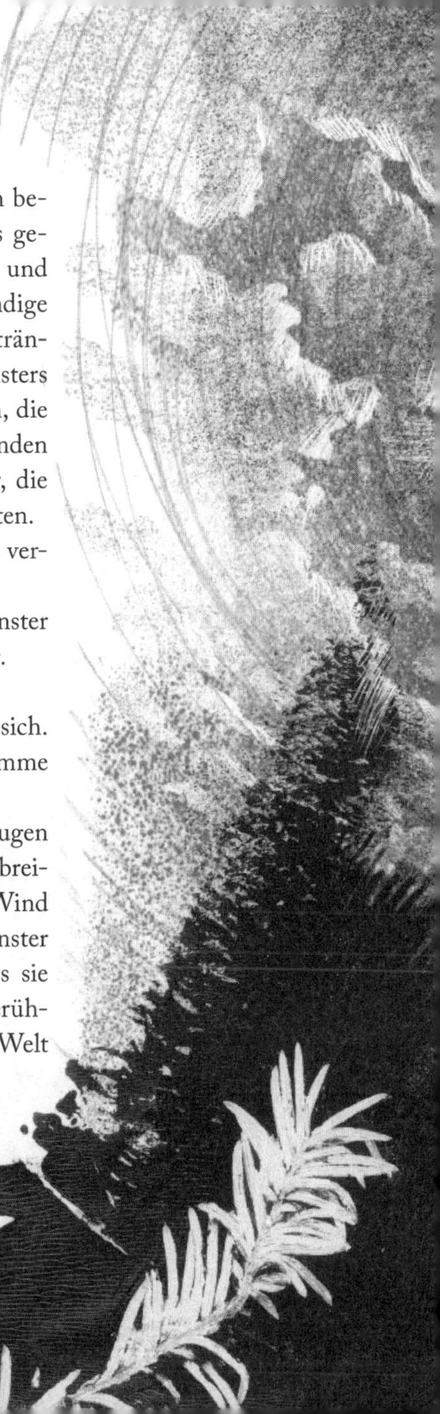

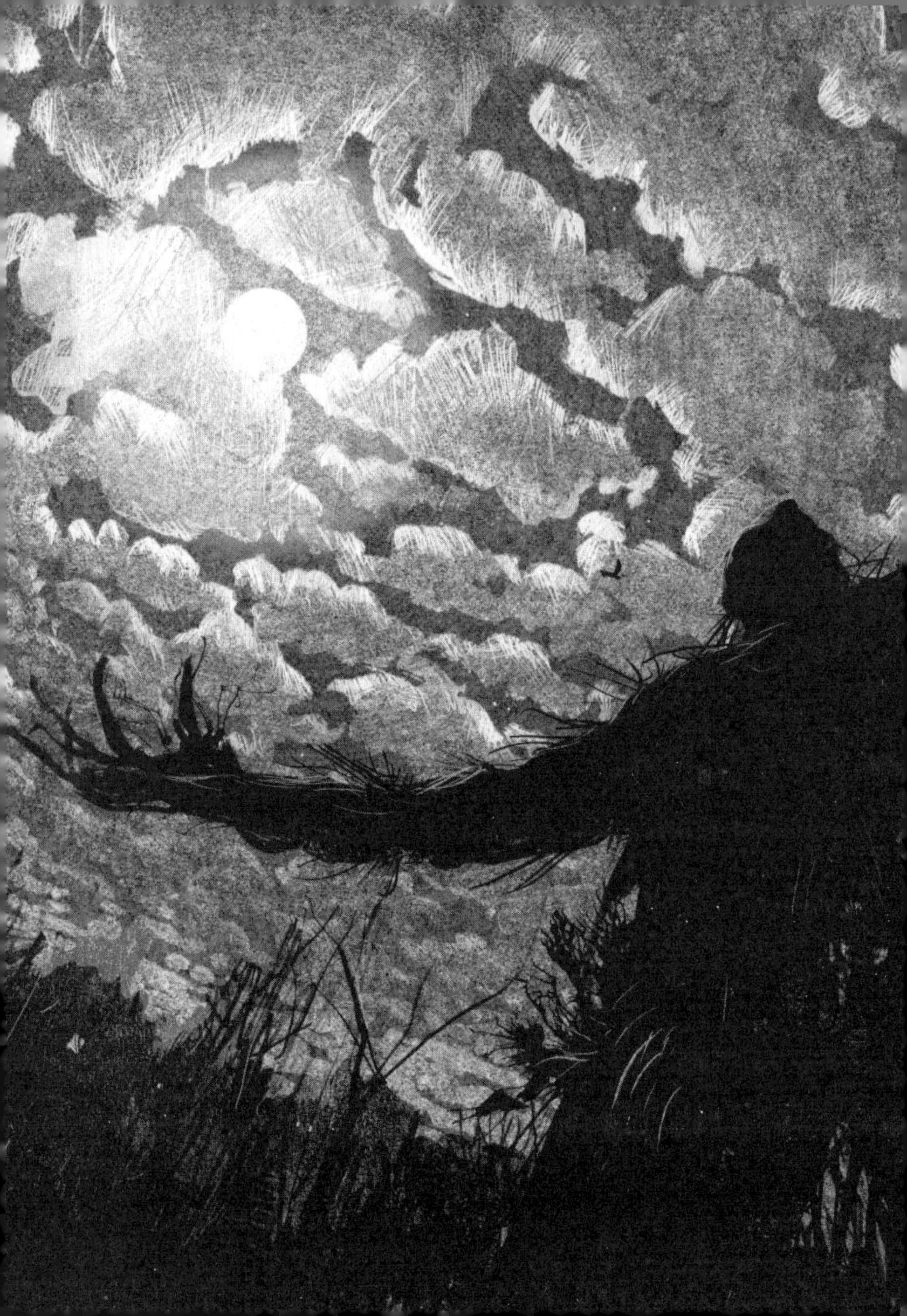

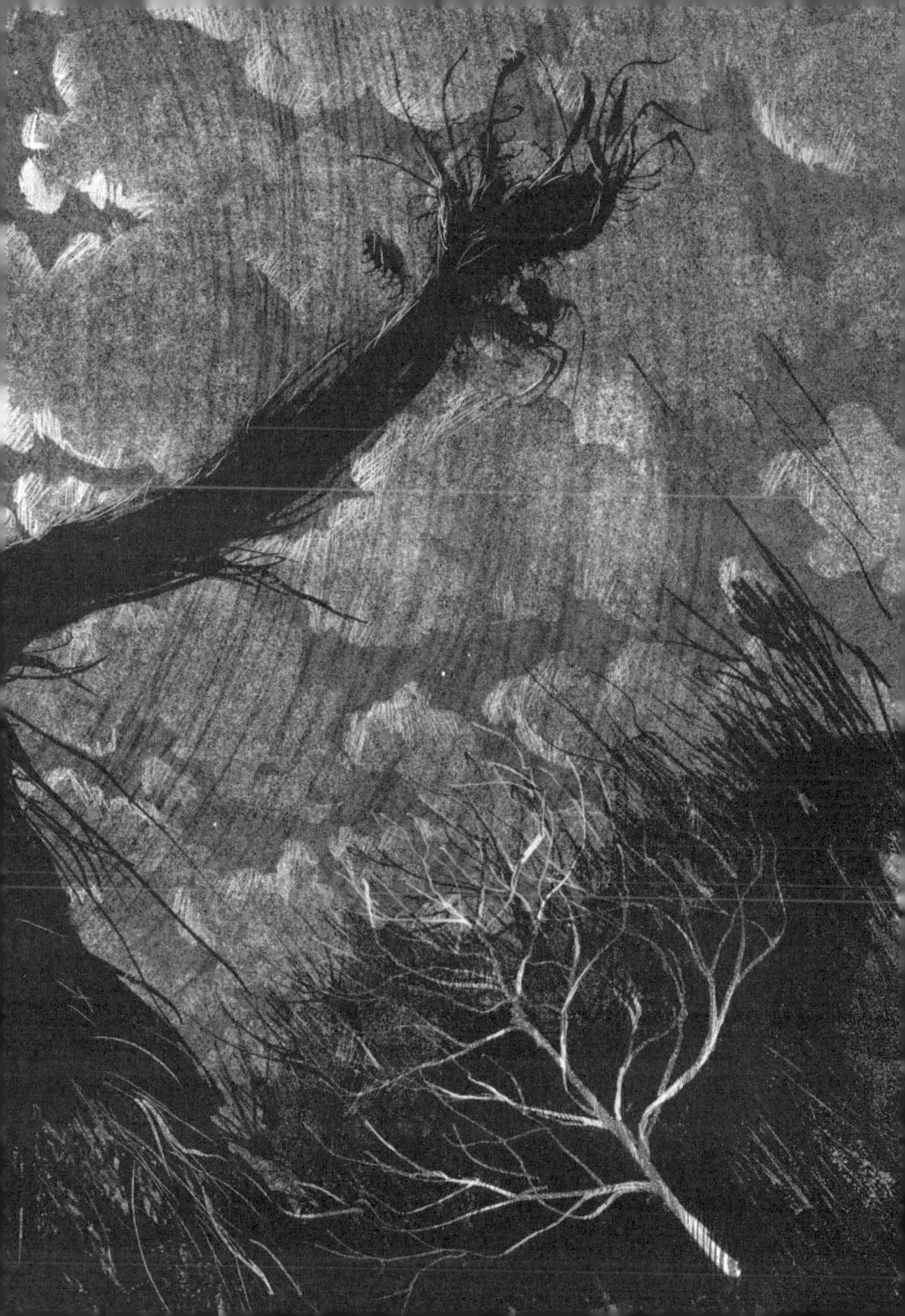

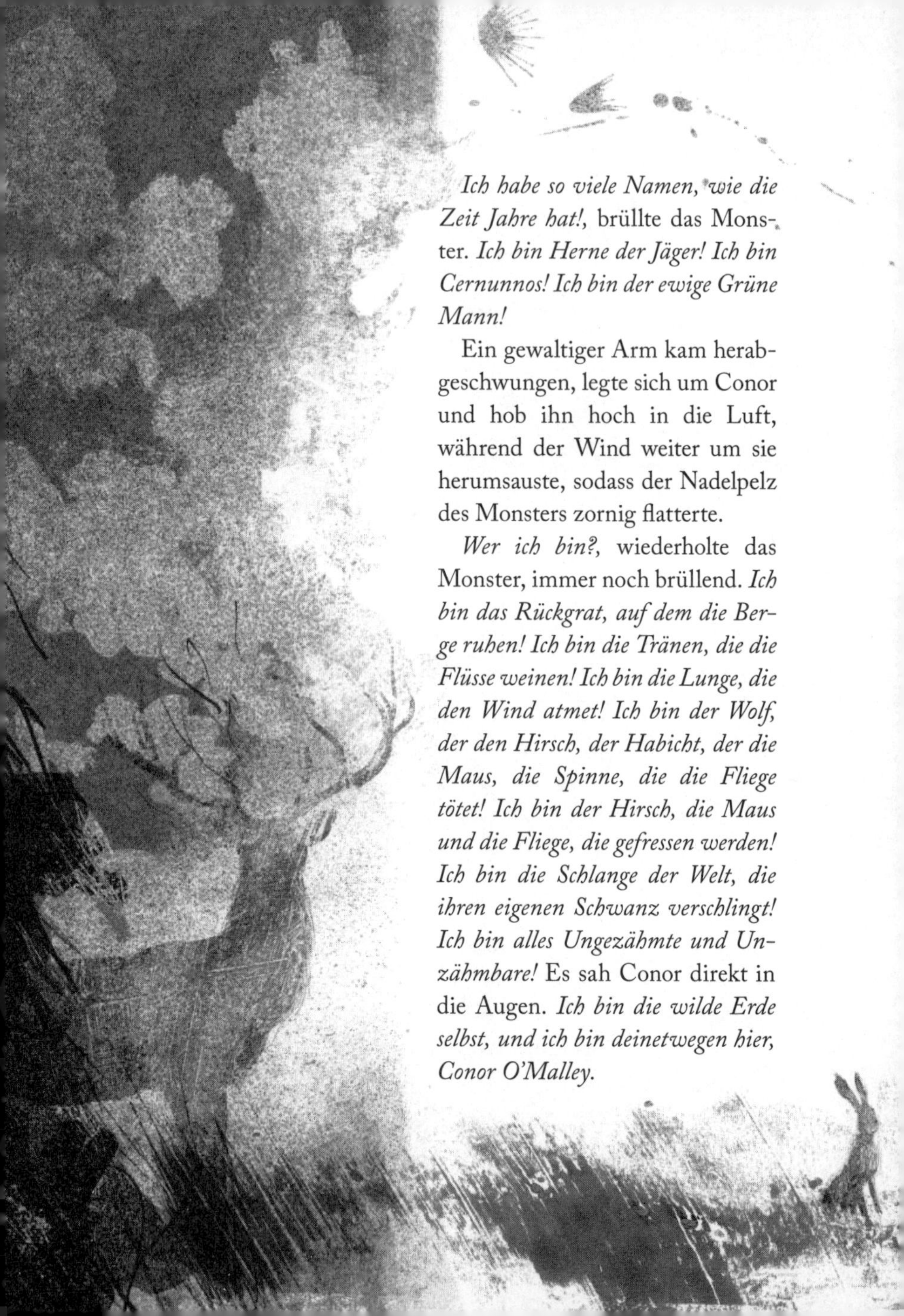

Ich habe so viele Namen, wie die Zeit Jahre hat!, brüllte das Monster. *Ich bin Herne der Jäger! Ich bin Cernunnos! Ich bin der ewige Grüne Mann!*

Ein gewaltiger Arm kam herabgeschwungen, legte sich um Conor und hob ihn hoch in die Luft, während der Wind weiter um sie herumsauste, sodass der Nadelpelz des Monsters zornig flatterte.

Wer ich bin?, wiederholte das Monster, immer noch brüllend. *Ich bin das Rückgrat, auf dem die Berge ruhen! Ich bin die Tränen, die die Flüsse weinen! Ich bin die Lunge, die den Wind atmet! Ich bin der Wolf, der den Hirsch, der Habicht, der die Maus, die Spinne, die die Fliege tötet! Ich bin der Hirsch, die Maus und die Fliege, die gefressen werden! Ich bin die Schlange der Welt, die ihren eigenen Schwanz verschlingt! Ich bin alles Ungezähmte und Unzähmbare!* Es sah Conor direkt in die Augen. *Ich bin die wilde Erde selbst, und ich bin deinetwegen hier, Conor O'Malley.*

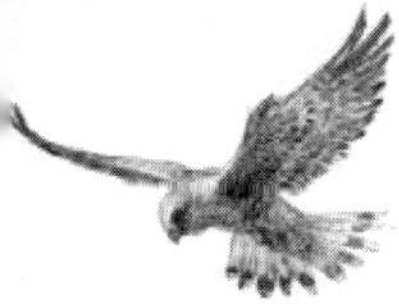

»Du siehst wie ein Baum aus«, sagte Conor.

Das Monster quetschte ihn zusammen, bis er aufschrie.

Ich mache mich nicht oft auf den Weg, Junge, sagte das Monster. *Nur wenn es um Leben und Tod geht. Ich erwarte, dass man mir Gehör schenkt.*

Das Monster lockerte seinen Griff und Conor konnte wieder atmen. »Aber was hast du mit *mir* vor?«, fragte er.

Das Monster grinste boshaft. Der Wind legte sich und es wurde still. *Endlich,* sagte das Monster, *kommen wir zur Sache. Zum Grund, weswegen ich mich auf den Weg gemacht habe.*

Conor wurde ganz starr. Er hatte plötzlich Angst vor dem, was jetzt kam.

Folgendes wird passieren, Conor O'Malley, fuhr das Monster fort. *Ich werde dich in den kommenden Nächten aufsuchen.*

Conor spürte, wie sich sein Magen zusammenzog, als bereite er sich auf einen Schlag vor.

Und ich werde dir drei Geschichten erzählen. Geschichten, davon, warum ich mich früher schon manches Mal auf den Weg gemacht habe.

Conor blinzelte. Und blinzelte noch einmal. »Du willst mir *Geschichten* erzählen?«

Ganz genau, sagte das Monster.

»Äh –« Conor blickte sich ungläubig um. »Und wieso soll das ein *Albtraum* sein?«

Geschichten sind das Gefährlichste von der Welt, knurrte das Monster. *Geschichten jagen, beißen und verfolgen dich.*

»Sowas behaupten *Lehrer* immer«, entgegnete Conor. »Und denen glaubt auch keiner.«

Und wenn ich mit meinen drei Geschichten fertig

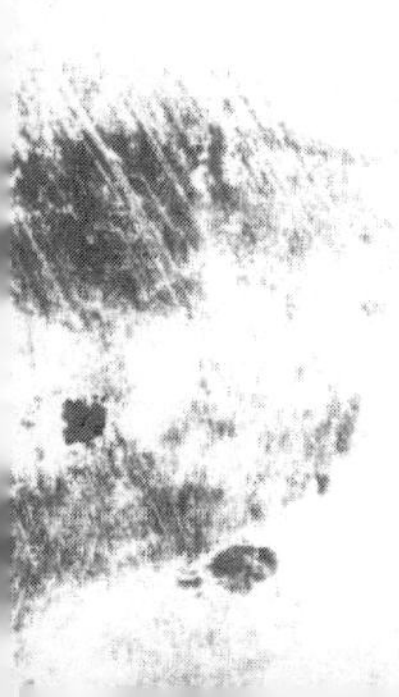

bin, fuhr das Monster fort, als hätte Conor gar nichts gesagt, *wirst du mir eine vierte erzählen.*

Conor wand sich in der Hand des Monsters. »Ich bin nicht gut im Geschichtenerzählen.«

Du wirst mir eine vierte erzählen, wiederholte das Monster, *und es wird die Wahrheit sein.*

»Die Wahrheit?«

Nicht irgendeine Wahrheit. ***Deine*** *Wahrheit.*

»O-*kay*«, sagte Conor, »aber du hast doch gesagt, ich würde es noch mit der Angst zu tun bekommen, bevor dies alles vorbei ist, doch das macht mir überhaupt keine Angst.«

Du weißt, dass das nicht stimmt, sagte das Monster. *Du weißt, dass deine Wahrheit, diejenige, die du versteckst, Conor O'Malley, genau das ist, wovor du am meisten Angst hast.*

Conor hielt inne.

Es meinte doch nicht etwa –

Unmöglich konnte es –

Das konnte es doch unmöglich wissen.

Nein. *Nein.* Er würde nie verraten, was in dem richtigen Albtraum passierte. Nicht in einer Million Jahren.

Du wirst es mir erzählen, sagte das Monster. *Denn deshalb hast du mich gerufen.*

Conor wurde immer verwirrter. »Dich *gerufen?* Ich habe dich nicht –«

Du wirst mir die vierte Geschichte erzählen. Du wirst mir die Wahrheit erzählen.

»Und wenn ich es nicht tue?«, fragte Conor.

Das Monster grinste wieder so boshaft wie zuvor. *Dann werde ich dich bei lebendigem Leib verschlingen.*

Und sein Mund öffnete sich unvorstellbar weit, weit genug, um die ganze Welt zu verschlingen, weit genug, um Conor für immer verschwinden zu lassen –

Mit einem Schrei fuhr er im Bett hoch.

Seinem Bett. Er war wieder in seinem Bett.

Natürlich war es ein Traum gewesen. *Natürlich. Wieder.*

Er seufzte ärgerlich und rieb sich mit den Handballen die Augen. Wie sollte er sich denn jemals ausruhen, wenn seine Träume dermaßen anstrengend waren?

Er würde sich ein Glas Wasser holen, dachte er und schlug die Decke zurück. Er würde aufstehen und mit dieser Nacht noch einmal ganz von vorn anfangen, diese ganze dumme Traum-Angelegenheit vergessen, die überhaupt keinen Si–

Sein Fuß landete in etwas Matschigem.

Er knipste die Lampe an. Sein Boden war mit giftigen roten Eibenbeeren übersät.

Die irgendwie durch ein geschlossenes und verriegeltes Fenster hereingekommen waren.

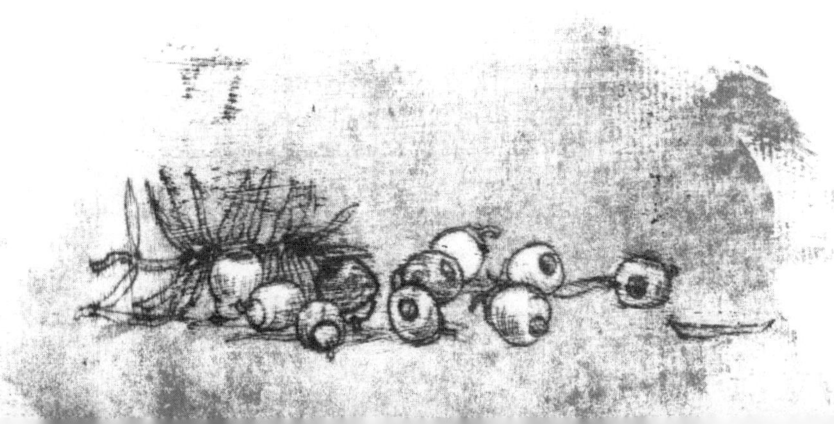

GRANDMA

»Bist du auch ein braver Junge gewesen?«

Conors Großmutter kniff Conor so heftig in die Wangen, dass er sicher war, es würde Blut kommen.

»Er ist *sehr* brav gewesen, Ma«, sagte Conors Mutter, die sich ihren blauen Lieblingsschal um den Kopf gebunden hatte, und zwinkerte ihm hinter Grandmas Rücken zu. »Du brauchst ihm also nicht ganz so wehzutun.«

»Ach, Unsinn«, sagte seine Großmutter und gab ihm auf jede Wange noch einen spielerischen Klaps, was sogar *ziemlich* wehtat. »Willst du nicht in die Küche gehen und für deine Mutter und mich Teewasser aufsetzen?«, sagte sie, und es klang kein bisschen wie eine Frage.

Als Conor dankbar das Zimmer verließ, stemmte seine Großmutter die Hände in die Hüften und sah seine Mutter an. »Also, mein Herz«, hörte er sie noch sagen, bevor er in die Küche ging. »Was *sollen* wir nun bloß mit dir machen?«

Conors Großmutter war nicht wie andere Großmütter. Lilys Großmutter zum Beispiel, die er schon ganz lange kannte, war so, wie Großmütter sein sollten: runzlig und warmherzig, mit weißem Haar und allem, was dazugehört. Sie kochte Mahlzeiten, bei denen es drei verschiedene, unendlich lange gekochte Gemüsesorten für alle gab, und an Weihnachten stand sie mit einem kleinen Glas Sherry in der Hand und einer Papierkrone auf dem Kopf in der Ecke und kicherte vor sich hin.

Conors Großmutter dagegen trug maßgeschneiderte Hosenanzüge, färbte sich die Haare, um das Grau darin zu überdecken, und sagte Dinge, die nicht den geringsten Sinn ergaben, zum Beispiel »Sechzig ist das neue Fünfzig« oder »Autoklassiker brauchen die teuerste Politur«. Was sollte das überhaupt *heißen*? Sie verschickte E-Mail-Geburtstagskarten, diskutierte mit Kellnern über die Weinkarte und *arbeitete noch*. Ihr Haus war das Schlimmste von allem, voll teurer alter Sachen, die man unter keinen Umständen anfassen durfte, zum Beispiel eine Uhr, die sie nicht mal ihre Putzfrau abstauben ließ. Das war noch so etwas. Welche Großmutter hatte denn eine Putzfrau?

»Zwei Stück Zucker, keine Milch«, rief sie vom Wohnzimmer aus, während Conor den Tee machte. Als wüsste er das nicht von ihren dreitausend früheren Besuchen.

»Danke, mein Junge«, sagte seine Großmutter, als er den Tee brachte.

»Danke, Liebling«, sagte seine Mutter verstohlen lächelnd, weiterhin noch bereit, sich mit ihm gegen ihre Mutter zu verbünden.

Er konnte nicht anders, er lächelte still zurück.

»Und wie war es heute in der Schule, junger Mann?«, fragte seine Großmutter.

»Gut«, sagte Conor.

Es war gar nicht gut gewesen. Lily war immer noch sauer, Harry hatte ihm einen Filzstift ohne Kappe tief in den Rucksack gesteckt und Miss Kwan hatte ihn beiseitegenommen, um ihn mit ernstem Gesichtsausdruck zu fragen, *wie er denn zurechtkomme.*

»Weißt du«, sagte seine Großmutter und setzte ihre Teetasse ab, »es gibt da ein fabelhaftes privates Jungengymnasium keinen Kilometer von meinem Haus entfernt. Ich habe es mir mal genauer angeschaut, und das akademische Niveau ist ziemlich hoch, sicherlich viel höher als an seiner hiesigen Gesamtschule.«

Conor starrte sie an. Denn das war der andere Grund, warum er ihre Besuche nicht mochte. Was sie gerade gesagt hatte, konnte einfach nur bedeuten, dass sie seine Schule schlecht fand.

Aber vielleicht bedeutete es auch mehr. Vielleicht war es ein dezenter Hinweis auf eine mögliche Zukunft.

Ein mögliches *Danach.*

Conor spürte, wie die Wut in seiner Magengrube brodelte –

»Er ist glücklich da, wo er ist, Ma«, sagte seine Mutter schnell und warf ihm wieder einen Blick zu. »Nicht wahr, Conor?«

Conor knirschte mit den Zähnen und antwortete: »Ja, es ist alles gut so, wie es ist.«

Zum Abendessen bestellten sie sich etwas beim Chinesen. Conors Großmutter »kochte eigentlich nicht«. Das stimmte. Wann immer er bei ihr zu Besuch gewesen war, hatte er in ihrem Kühlschrank kaum mehr als ein Ei und eine halbe Avocado vorgefunden. Conors Mutter war immer noch zu erschöpft, um sich selbst an den Herd zu stellen, und obwohl Conor das hätte übernehmen können, kam seiner Großmutter diese Möglichkeit anscheinend überhaupt nicht in den Sinn.

Das Abräumen hingegen wurde ihm überlassen. Als er gerade dabei war, die Aluschalen in den Abfalleimer zu stopfen, auf dessen Grund er die Tüte mit den giftigen Beeren versteckt hatte, tauchte seine Großmutter hinter ihm auf.

»Wir zwei müssen uns mal unterhalten, mein Junge«, sagte sie und baute sich im Türrahmen auf, sodass ihm der Fluchtweg abgeschnitten war.

»Ich habe einen Namen, weißt du«, sagte Conor, während er den Müll zusammendrückte. »Ich heiße nicht *mein Junge.*«

»Sei nicht so frech«, sagte seine Großmutter. Er starrte sie eine Zeit lang an, wie sie so mit verschränkten Armen dastand. Sie erwiderte seinen Blick. Dann schnalzte sie mit der Zunge. »Ich bin nicht deine Feindin, Conor«, sagte sie. »Ich bin hier, um deiner Mutter zu helfen.«

»Ich weiß, warum du hier bist«, sagte er und nahm sich einen Lappen, um eine bereits saubere Arbeitsfläche noch einmal abzuwischen.

Seine Großmutter streckte die Hand aus und riss ihm den Lappen aus der Hand. »Ich bin hier, weil dreizehnjährige Jungen keine Arbeitsflächen abwischen sollten, solange man sie nicht darum bittet.«

Er bedachte sie mit einem finsteren Blick. »Wolltest *du* es denn gerade tun?«

»Conor –«

»Fahr einfach wieder ab«, sagte Conor. »Wir brauchen dich hier nicht.«

»Conor«, sagte sie etwas bestimmter, »wir müssen darüber sprechen, was passieren wird.«

»Nein, müssen wir nicht. Sie ist nach den Behandlungen ja nicht ewig krank. Morgen wird es ihr besser gehen.« Er funkelte sie an. »Und dann kannst *du* wieder nach Hause fahren.«

Seine Großmutter wandte den Blick zur Decke und seufzte. Dann rieb sie sich mit beiden Händen übers Gesicht, und er stellte überrascht fest, dass sie wütend war, *richtig* wütend.

Aber vielleicht nicht auf ihn.

Er holte einen neuen Lappen heraus und fing wieder an zu wischen, bloß damit er sie nicht anschauen musste. Er wischte die ganze Fläche bis zur Spüle und schaute beiläufig aus dem Fenster.

Das Monster stand im Garten, so groß wie die untergehende Sonne.

Und beobachtete ihn.

»Es wird ihr morgen *scheinbar* besser gehen«, sagte seine Großmutter mit belegter Stimme, »aber nicht wirklich, Conor.«

Also, das stimmte ja nun einfach nicht. Er wandte sich wieder zu ihr um. »Die Behandlungen machen sie gesund«, sagte er. »Deshalb bekommt sie sie ja.«

Seine Großmutter sah ihn lange an, als versuche sie, sich über etwas klar zu werden. »Du musst mit ihr darüber reden, Conor«, sagte sie schließlich. Und dann, wie zu sich selbst: »Sie muss mit *dir* darüber reden.«

»Worüber muss sie mit mir reden?«, fragte Conor.

Seine Großmutter verschränkte die Arme. »Darüber, dass du bei mir leben wirst.«

Conor zog die Stirn in Falten, und eine Sekunde lang schien sich das ganze Zimmer zu verdunkeln, eine Sekunde lang meinte er, das ganze Haus würde schwanken, eine Sekunde lang meinte er, er könnte mit bloßen Händen den ganzen Fußboden aus der dunklen, lehmigen Erde reißen –

Er blinzelte. Seine Großmutter wartete auf eine Antwort.

»Ich ziehe nicht zu dir«, sagte er.

»Conor –«

»Ich ziehe *nie im Leben* zu dir.«

»Doch, das wirst du«, sagte sie. »Es tut mir leid, aber das wirst du. Ich weiß, dass sie dich beschützen will, aber ich glaube, es ist äußerst wichtig für dich zu wissen, dass du ein Zuhause hast, wenn dies alles vorbei ist, mein Junge. Und jemanden darin, der dich liebt und für dich sorgt.«

»Wenn dies alles vorbei ist«, sagte Conor zornig, »fährst du wieder ab und alles ist gut.«

»Conor –«

Und dann hörten sie beide aus dem Wohnzimmer: »Ma? *Ma?*«

Seine Großmutter eilte so schnell aus der Küche, dass Conor erschrocken zurücksprang. Er hörte seine Mutter husten, und seine Großmutter sagte: »Ist ja gut, mein Liebling, ist ja gut, sch, sch, sch.« Auf dem Weg ins Wohnzimmer warf er einen Blick aus dem Küchenfenster.

Das Monster war weg.

Seine Großmutter saß auf dem Sofa neben seiner Mutter und streichelte ihren Rücken, während die sich in einen kleinen Eimer übergab, den sie für alle Fälle immer neben sich stehen hatte.

Seine Großmutter sah zu ihm herüber, aber ihre Miene war starr, hart und vollkommen undurchdringlich.

GESCHICHTEN SIND WILDE WESEN

Es war dunkel im Haus. Seine Großmutter hatte seine Mutter endlich ins Bett gebracht, war dann in Conors Zimmer gegangen und hatte die Tür hinter sich geschlossen, ohne ihn zu fragen, ob er noch etwas daraus brauchte, bevor sie sich schlafen legte.

Conor lag wach auf dem Sofa. Er glaubte nicht, dass es ihm gelingen würde einzuschlafen – nicht nach all dem, was seine Großmutter gesagt hatte, nicht, wenn er daran dachte, wie seine Mutter heute Abend ausgesehen hatte. Die Behandlung war drei Tage her, und normalerweise begann es ihr dann besser zu gehen, aber nun musste sie sich immer noch übergeben und war immer noch so erschöpft, schon viel länger, als sie es eigentlich hätte sein sollen –

Er drängte die Gedanken beiseite, aber sie kehrten zurück, sodass er sie wieder wegschieben musste. Irgendwann war er dann wohl doch eingeschlafen, er merkte es daran, dass der Albtraum kam.

Nicht der Baum.

Der *Albtraum*.

Mit dem brüllenden Wind und dem schwankenden Grund, den Händen, die er ganz festhielt und doch nicht halten konnte, all seine Kraft bot Conor auf, und trotzdem war es nicht genug, dann der Griff, der sich lockerte, der Sturz und der *Schrei* –

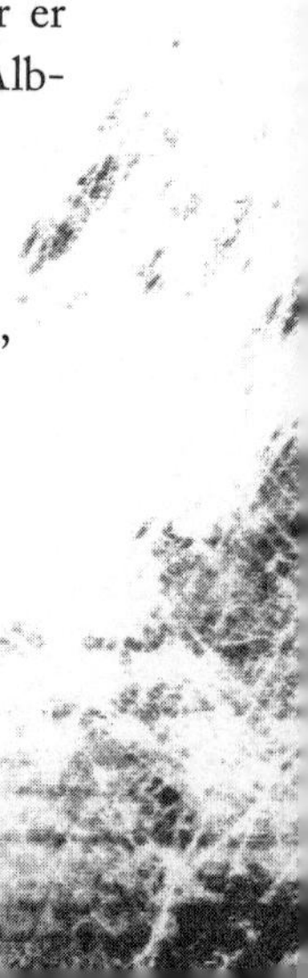

»NEIN!«, rief Conor, aber die Angst ließ ihn nicht los, sie umklammerte seine Brust so fest, dass er das Gefühl hatte, nicht mehr atmen zu können, seine Kehle war wie zugeschnürt und seine Augen füllten sich mit Tränen.

»Nein«, sagte er noch einmal, etwas leiser.

Es war still und dunkel im Haus. Er lauschte einen Moment, doch nichts regte sich, kein Geräusch von seiner Mutter oder seiner Großmutter. Er spähte durch die Dunkelheit zu der Uhr am DVD-Gerät.

00:07. Natürlich.

Er horchte angestrengt in die Stille hinein. Aber nichts geschah. Er hörte seinen Namen nicht, er hörte kein Holz knarren.

Vielleicht würde es diese Nacht nicht kommen.

00:08 zeigte die Uhr an.

00:09.

Etwas verärgert stand Conor auf und ging in die Küche. Er sah aus dem Fenster.

Das Monster stand im Garten.

Warum hast du so lange gebraucht?, fragte es.

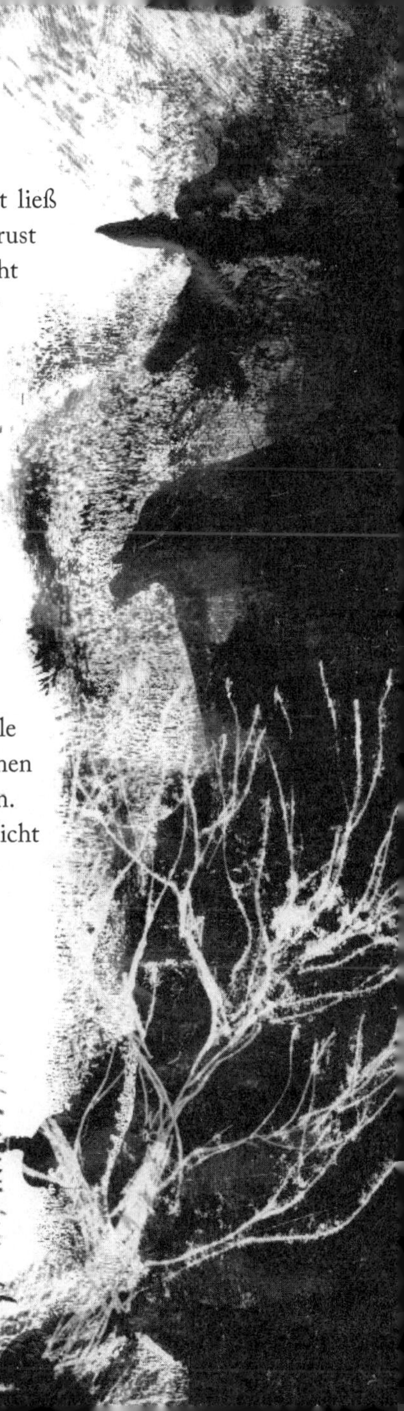

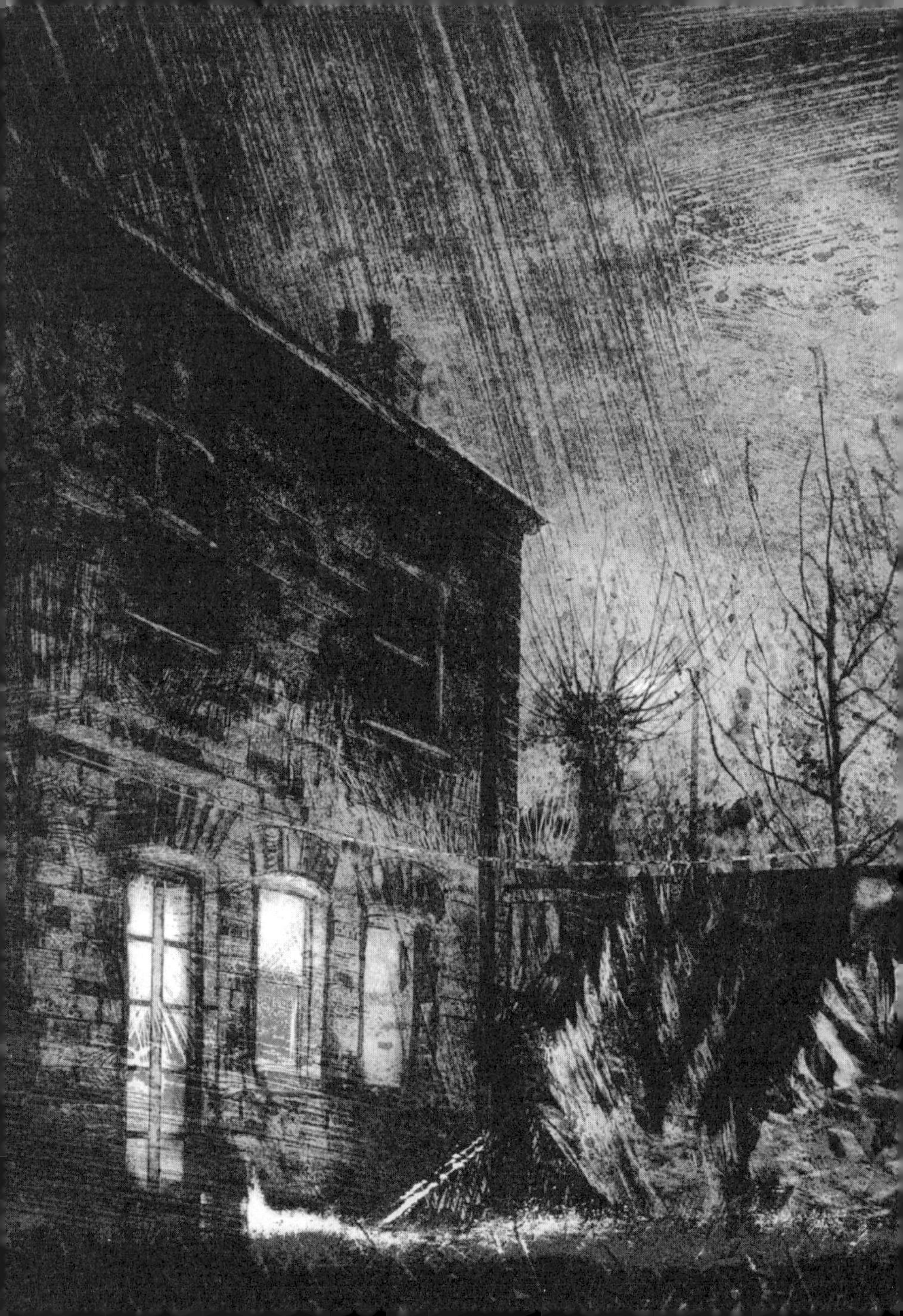

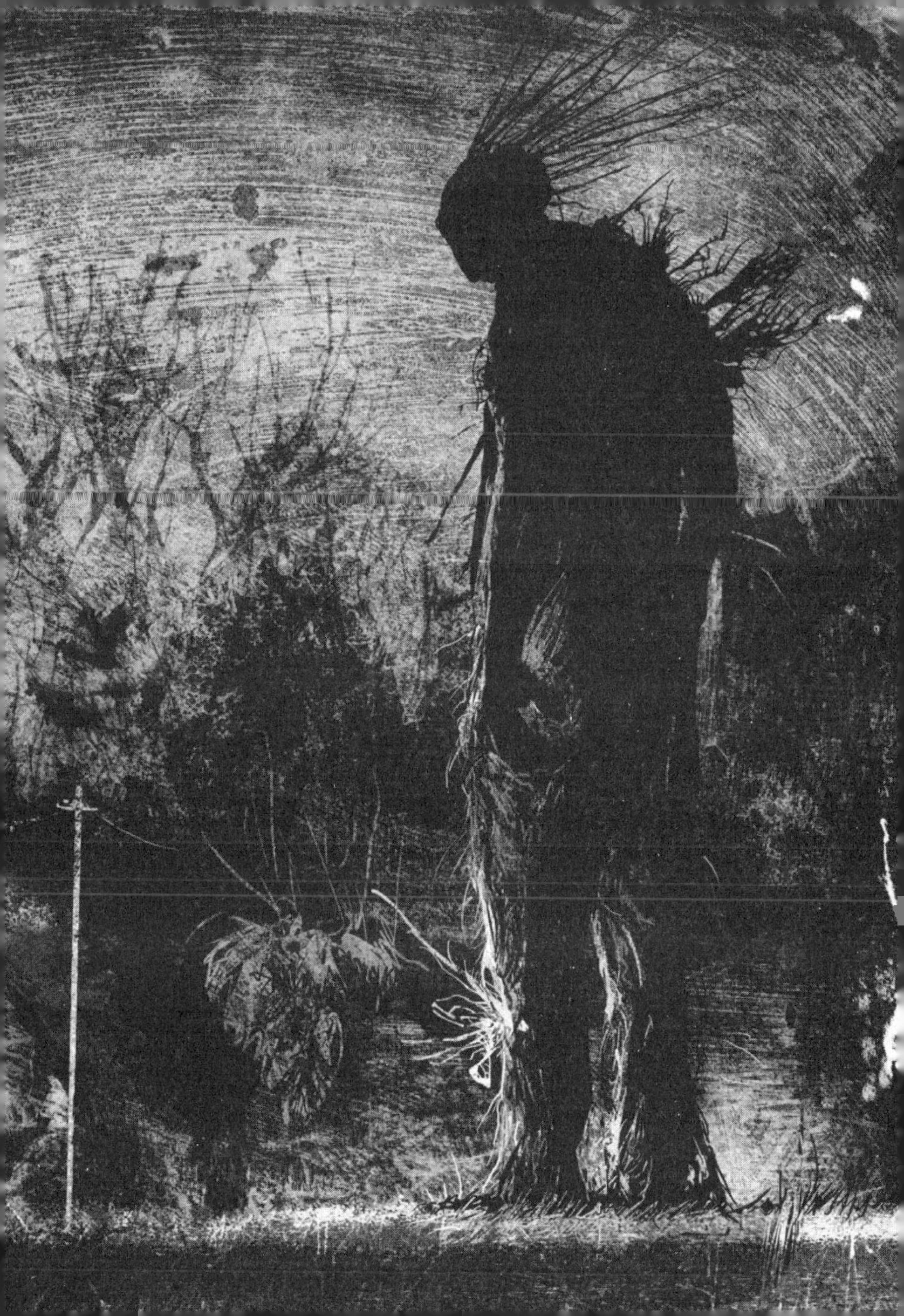

Es ist Zeit, dass ich dir die erste Geschichte erzähle, sagte das Monster.

Conor rührte sich nicht von dem Gartenstuhl, auf den er sich gesetzt hatte, nachdem er hinausgegangen war. Er hatte die Beine an die Brust gezogen und presste das Gesicht gegen seine Knie.

Hörst du zu?, fragte das Monster.

»Nein«, sagte Conor.

Er spürte den Wind wieder heftig um sich herumwirbeln. *Ich verlange, dass du mir zuhörst!*, begann das Monster. *Ich bin so alt wie dies Land, und du wirst mir den Respekt erweisen, der mir gebührt –*

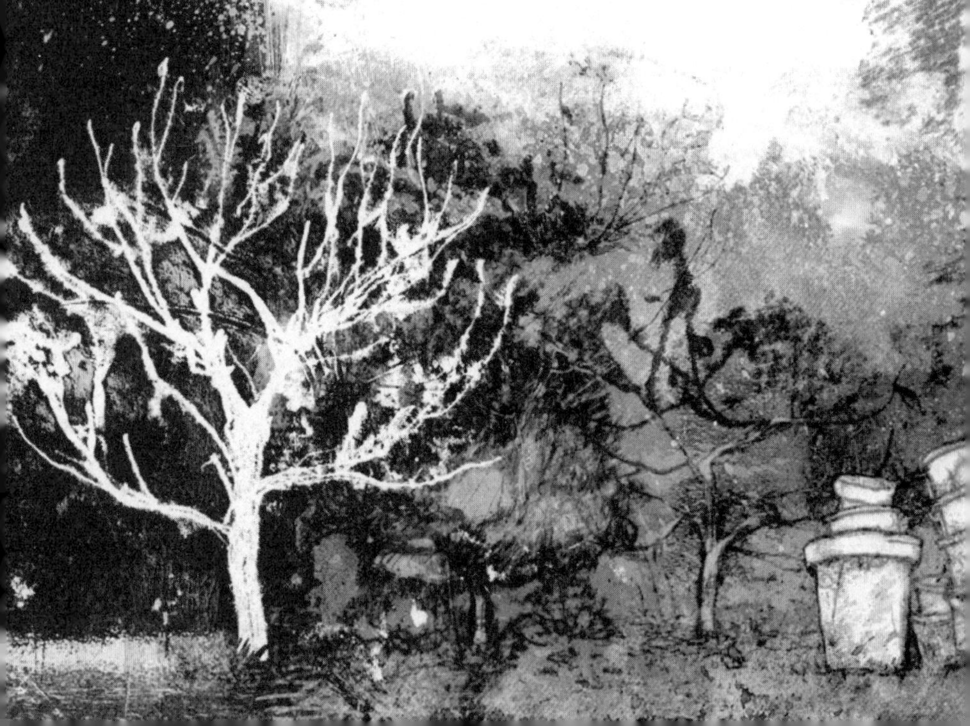

Conor stand von dem Stuhl auf und steuerte auf die Küchentür zu.

Wo willst du bitte hin?, fragte das Monster.

Conor fuhr herum, und sein Gesichtsausdruck war so wütend, so gequält, dass das Monster sich doch tatsächlich aufrichtete und erstaunt die gigantischen Augenbrauen hob.

»Was weißt *du* denn schon?«, fauchte Conor es an. »Was weißt du über *irgendetwas*?«

Ich weiß über **dich** *Bescheid, Conor O'Malley*, sagte das Monster.

»Nein, weißt du nicht«, sagte Conor. »Sonst wüsstest du nämlich auch, dass ich keine Zeit habe, mir dumme, langweilige Geschichten von irgendeinem dummen, langweiligen Baum anzuhören, den es nicht mal wirklich gibt –«

Ach ja?, sagte das Monster. *Und von den Beeren auf dem Boden deines Zimmers hast du nur geträumt?*

»Und selbst wenn nicht, wen interessiert das?!«, schrie Conor zurück. »Das sind doch bloß blöde Beeren. Hu-hu, *wie unheimlich*. Bitte, bitte, rette mich vor den *Beeren*!«

Das Monster musterte ihn fragend. *Wie merkwürdig*, sagte es. *Du behauptest, du hättest Angst vor den Beeren, aber dein Benehmen scheint das Gegenteil auszudrücken.*

»Du bist so alt wie das Land und hast noch nie was von Sarkasmus gehört?«

O doch, sagte das Monster und stemmte seine riesigen Hände in die Hüften.

Aber die Menschen sind meistens klug genug, ihn mir gegenüber nicht anzuwenden.

»Kannst du mich nicht einfach *in Ruhe* lassen?«

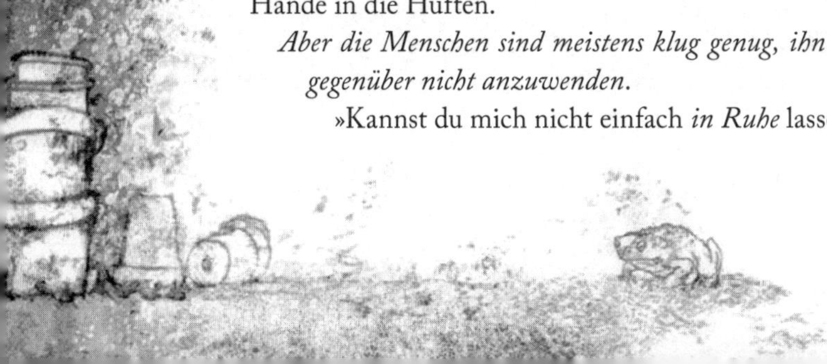

Das Monster schüttelte den Kopf, aber nicht als Entgegnung auf Conors Frage. *Äußerst ungewöhnlich,* sagte es. *Nichts, was ich tue, scheint dir Angst zu machen.*

»Du bist nur ein *Baum*«, sagte Conor, und das war tatsächlich alles, was es für ihn war. Obwohl es ging und sprach, obwohl es größer war als ihr Haus und ihn mit einem Biss hätte verschlingen können, war das Monster letzten Endes doch nur eine Eibe. Conor sah sogar, dass an den Zweigen in Ellbogenhöhe noch mehr Beeren wuchsen.

Außerdem gibt es Schlimmeres, wovor du Angst haben musst, sagte das Monster, und das war keine Frage.

Conor sah zu Boden, dann zum Mond hinauf, nur bloß nicht in die Augen des Monsters. Das Albtraumgefühl überfiel ihn wieder und ließ alles um ihn herum in Dunkelheit versinken, alles schwer und überwältigend erscheinen, als müsse er einen Berg mit bloßen Händen anheben, und dürfe erst gehen, wenn er es geschafft hatte.

»Ich dachte«, sagte er, doch dann musste er erst einmal husten. »Ich hab gesehen, wie du mich vorhin beobachtet hast, als ich mich mit Grandma gestritten habe, und ich dachte …«

Was dachtest du?, fragte das Monster, als Conor den Satz nicht zu Ende führte.

»Vergiss es«, sagte Conor und wandte sich wieder zum Haus um.

Du dachtest, ich wäre vielleicht da, um dir zu helfen, sagte das Monster.

Conor blieb stehen.

Du dachtest, ich wäre vielleicht gekommen, um deine Feinde zu besiegen. Deine Drachen zu erlegen.

Doch eines Tages wurde der König krank. Es ging das Gerücht um, dass er von seiner neuen Frau nach und nach vergiftet würde. Man erzählte sich, sie habe machtvolle Zauber gewirkt, um jünger auszusehen, als sie in Wirklichkeit war, und unter ihrem jugendlichen Gesicht lauere die Fratze einer alten Hexe. Es gab niemanden, der ihr nicht zugetraut hätte, dass sie den König vergiftete, obwohl dieser seine Untertanen bis zu seinem letzten Atemzug immer wieder inständig bat, sie nicht zu beschuldigen.

Und so starb er, und es fehlte noch ein Jahr, bis sein Enkel alt genug war, ihm auf dem Thron zu folgen. Einstweilen übernahm die Königin, seine Stiefgroßmutter, die Herrschaft und kümmerte sich um alle Belange.

Zuerst war sie, zur Überraschung aller, eine gute Herrscherin. Ihr Antlitz war – den Gerüchten zum Trotz – noch immer jugendlich und ansprechend, und sie bemühte sich, im Sinne des toten Königs zu regieren.

Unterdessen hatte der Prinz sich verliebt.

»Ich *wusste* es«, stöhnte Conor. »In solchen Geschichten gibt es immer blöde Prinzen, die sich verlieben.« Er ging wieder zum Haus zurück. »Ich dachte, das wird eine *gute* Geschichte.«

Im Nu hatte das Monster mit einer langen, starken Hand Conors Fußgelenke gepackt, wirbelte ihn herum und ließ ihn kopfüber in der Luft baumeln, sodass sein T-Shirt herunterrutschte und ihm das Blut in den Ohren rauschte.

Wie ich gerade sagte, fuhr das Monster fort.

Der Prinz hatte sich verliebt. Sie war nur eine Bauerntochter, doch sie war wunderhübsch und klug dazu, wie Bauerntöchter es sein müssen, denn die Arbeit auf einem Bauernhof ist eine komplizierte Angelegenheit. Das Königreich frohlockte angesichts der Verbindung.

Conor blickte sich immer noch nicht um. Aber er ging auch nicht hinein.

Du wusstest, dass es die Wahrheit ist, als ich sagte, du hättest mich gerufen; du wärst der Grund, warum ich mich auf den Weg gemacht habe. Nicht wahr?

Jetzt drehte Conor sich um. »Aber du willst mir ja nur *Geschichten* erzählen«, sagte er. Er konnte seine Enttäuschung nicht verbergen, denn es stimmte tatsächlich. Genau das hatte er gedacht. Er hatte es *gehofft*.

Das Monster kniete sich hin, sodass es Conor direkt in die Augen sehen konnte. *Geschichten davon, wie ich Feinde besiegt habe,* sagte es. *Geschichten davon, wie ich Drachen erlegt habe.*

Conor blinzelte zurück.

Geschichten sind wilde Wesen, sagte das Monster. *Wer weiß, was für Unheil sie anrichten können, wenn man sie loslässt?*

Das Monster hob den Kopf und Conor folgte seinem Blick. Es schaute zu Conors Schlafzimmerfenster. Zu dem Zimmer, in dem jetzt seine Großmutter schlief.

Ich möchte dir davon erzählen, wie ich mich schon einmal auf den Weg gemacht habe, sagte das Monster. *Ich möchte dir vom Ende einer bösen Königin erzählen und davon, wie ich dafür gesorgt habe, dass sie nie mehr gesehen wurde.*

Conor schluckte und richtete seinen Blick wieder auf das Gesicht des Monsters.

»Erzähl«, sagte er.

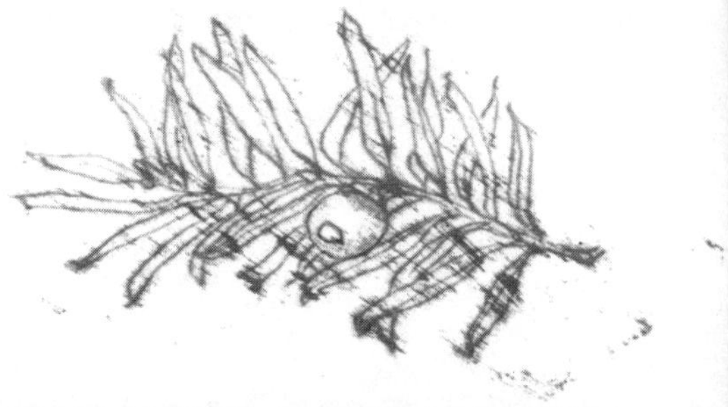

DIE ERSTE GESCHICHTE

Vor langer Zeit, sagte das Monster, bevor dies eine Stadt mit Straßen und Eisenbahnen und Autos wurde, war hier alles grün. Bäume bedeckten jeden Hügel und säumten jeden Weg. Sie beschatteten jeden Fluss und beschützten jedes Haus, denn Häuser gab es hier schon damals, aus Stein und Lehm erbaut.

Dies war ein Königreich.

»Was?«, sagte Conor und sah sich in ihrem Garten um. »*Hier?*«

Das Monster legte den Kopf schief und sah ihn neugierig an. *Du hast noch nie davon gehört?*

»Von einem Königreich in dieser Gegend? Nein«, sagte Conor. »Es gibt hier ja nicht mal ein McDonald's.«

Wie dem auch sei, fuhr das Monster fort, *es war ein Königreich, klein, aber glücklich, denn der König war ein gerechter König, ein Mann, dessen Weisheit er seinem schweren Schicksal verdankte. Seine Frau hatte vier kräftige Söhne zur Welt gebracht, doch während seiner Herrschaft war er gezwungen, in den Kampf zu ziehen, um den Frieden seines Königreichs zu bewahren. Kämpfe gegen Riesen und Drachen, Kämpfe gegen schwarze Wölfe mit roten Augen, Kämpfe gegen Heerscharen, die von großen Zauberern angeführt wurden.*

Diese Kämpfe sicherten die Grenzen des Königreichs und bescherten dem Land Frieden. Doch der Sieg hatte seinen Preis. Einer

nach dem anderen wurden die vier Söhne des Königs g
das Feuer eines Drachen oder die Hand eines Riese
eines Wolfs oder den Speer eines Mannes. Einer nach
fielen alle vier Prinzen des Königreichs, bis dem König
einziger Thronfolger blieb. Sein minderjähriger Enke

»Das klingt alles ziemlich märchenhaft«, sagte
trauisch.

Das würdest du nicht sagen, wenn du die Schreie
hören müsstest, der von einem Speer getötet wird,
Monster. *Oder die Angstschreie dessen, der von W*
wird. Und jetzt sei still.

Der Kummer raffte die Frau des Königs dahin u
des jungen Prinzen ebenso. Dem König blieb zur C
das Kind, zusammen mit einer Trauer, die größ
Mann sie allein sollte ertragen müssen.

»Ich werde wieder heiraten«, beschloss der Köni
meines Prinzen und meines Königreichs, wenn
meiner selbst willen.«

Und so geschah es. Er heiratete die Prinzessin ein
Königreichs, eine Zweckverbindung, die beide Kö
machte. Sie war jung und schön, und auch wenn
leicht ein wenig hart und ihre Zunge ein wenig s
sie den König doch glücklich zu machen.

Die Zeit verging. Der Prinz wuchs zu eine
heran, und nur noch zwei Jahre fehlten bis zu
ten Geburtstag, nach dem es ihm gestattet sein w
des alten Königs den Thron zu besteigen. Es war
für das Königreich. Die Kämpfe waren vorüber,
schien sicher in den Händen des jungen Prinzen

Nicht so die Königin. Sie hatte die Zeit ihrer Herrschaft genossen und sträubte sich, sie abzugeben. Sie begann zu glauben, dass es doch vielleicht das Beste wäre, wenn die Krone in der Familie bliebe und das Königreich von jemandem regiert würde, der dafür weise genug war, und was, dachte sie, könnte eine bessere Lösung sein, als dass der Prinz ***sie selbst*** *heiratete?*

»Das ist ja eklig!«, sagte Conor, immer noch kopfüber in der Luft baumelnd. »Sie war doch seine Großmutter!«

Stiefgroßmutter, korrigierte ihn das Monster. *Nicht blutsverwandt und allem äußeren Anschein nach eine junge Frau.*

Conor schüttelte den Kopf, sodass sein Haar hin und her flog. »Das ist einfach nicht richtig.« Er hielt einen Moment inne. »Könntest du mich vielleicht wieder runterlassen?«

Das Monster setzte ihn auf dem Boden ab und erzählte weiter.

Auch der Prinz fand, dass es nicht richtig war, die Königin zu heiraten. Eher würde er sterben, sagte er, bevor er dergleichen täte. Er gelobte, zusammen mit der hübschen Bauerntochter zu fliehen und an seinem achtzehnten Geburtstag zurückzukehren, um sein Volk von der Tyrannei der Königin zu befreien. Und so stiegen der Prinz und die Bauerntochter eines Nachts auf ein Pferd und galoppierten davon. Erst bei Anbruch der Morgendämmerung machten sie halt, um sich im Schatten einer riesengroßen Eibe auszuruhen.

»Warst du das?«, fragte Conor.

Ja, das war ich, sagte das Monster. *Zumindest ein Teil von mir. Ich kann jedwede Form in jeder Größe annehmen, die Eibe ist allerdings eine äußerst angenehme Gestalt.*

Während es also dämmerte, hielten der Prinz und die Bauerntochter einander fest umschlungen. Sie hatten gelobt, keusch zu bleiben, bis sie nach seinem Geburtstag heiraten dürften, doch ihre

Leidenschaft gewann bald die Oberhand, und es dauerte nicht lange, bis sie nackt beieinanderlagen und schliefen.

Sie schliefen den ganzen Tag im Schatten meiner Äste, und wieder wurde es Nacht. Der Prinz erwachte. »Steh auf, meine Geliebte«, flüsterte er der Bauerntochter zu, »denn wir reiten dem Tag entgegen, an dem wir Mann und Frau sein werden.«

Doch seine Geliebte wachte nicht auf. Er packte und schüttelte sie, und erst als sie zusammensackte, bemerkte er im Mondschein die Blutflecke auf dem Boden.

»Blut?«, fragte Conor, doch das Monster sprach einfach weiter.

Auch an den Händen des Prinzen war Blut, und dann sah er ein blutverschmiertes Messer neben ihnen zwischen den Baumwurzeln im Gras liegen. Jemand hatte seine Geliebte ermordet und es so aussehen lassen, als hätte der Prinz die Tat begangen.

»Die Königin!«, rief der Prinz aus. »Für diese heimtückische Tat ist die Königin verantwortlich!«

In der Ferne hörte er sich nähernde Dorfbewohner. Wenn sie ihn fänden, würden sie das Messer und das Blut sehen und ihn für den Mörder halten. Sie würden ihn für sein Verbrechen hinrichten.

»Und die Königin könnte unangefochten herrschen«, sagte Conor und schnaubte angewidert. »Ich hoffe, die Geschichte endet damit, dass du ihr den Kopf abreißt.«

Der Prinz wusste nicht, wohin er laufen sollte. Das Pferd war fortgejagt worden, während er geschlafen hatte. Die Eibe war seine einzige Zuflucht.

Und auch der einzige Ort, wo er Hilfe finden konnte.

Nun war die Welt damals noch jünger und die Grenze zwischen den Dingen feiner, leichter zu überwinden. Der Prinz wusste das.

Und so hob er den Kopf zu der großen Eibe und sprach.

Das Monster hielt inne.

»Was hat er gesagt?«, fragte Conor.

Es hat mich jedenfalls dazu gebracht, mich auf den Weg zu machen, sagte das Monster. *Unrecht erkenne ich auf den ersten Blick.*

Der Prinz lief den Dorfbewohnern entgegen. »Die Königin hat meine Braut getötet!«, rief er. »Man muss der Königin Einhalt gebieten!«

Die Gerüchte über die Hexereien der Königin waren lange genug umgegangen, und der junge Prinz war bei den Menschen so beliebt, dass sie die offensichtliche Wahrheit sehr schnell erkannten. Umso schneller, als sie den Grünen Mann hinter ihm herkommen sahen, hoch wie die Hügel und auf Rache sinnend.

Conor warf erneut einen Blick auf die kolossalen Arme und Beine des Monsters, auf seinen gewaltigen, zerklüfteten Mund, seine ganze überwältigende *Monsterhaftigkeit.* Er stellte sich vor, was die Königin gedacht haben musste, als sie ihn kommen sah.

Er lächelte.

Die Untertanen stürmten das Schloss der Königin mit solch wütender Entschlossenheit, dass seine Mauern erbebten und zu bröckeln begannen. Befestigungen fielen und Decken brachen ein, und als die Meute die Königin in ihren Gemächern fand, packte sie sie und zerrte sie augenblicklich zum Scheiterhaufen, um sie bei lebendigem Leib zu verbrennen.

»Gut«, sagte Conor lächelnd. »Das hatte sie verdient.« Er blickte zu seinem Fenster hoch, hinter dem seine Großmutter schlief. »Was sie betrifft, kannst du mir wohl nicht helfen, oder?«, fragte er. »Also, sie muss ja nicht gleich bei lebendigem Leib verbrennen, aber vielleicht –«

Die Geschichte, sagte das Monster, *ist noch nicht zu Ende.*

DER REST DER ERSTEN GESCHICHTE

»Nein?«, fragte Conor. »Aber die Königin wurde doch gestürzt.«

Ja, sagte das Monster. *Aber nicht von mir.*

Conor stutzte. »Du hast doch gesagt, du hättest dafür gesorgt, dass sie nie mehr gesehen wurde.«

Und das habe ich auch getan. Als die Dorfbewohner den Scheiterhaufen anzündeten, um sie bei lebendigem Leib zu verbrennen, habe ich eingegriffen und sie gerettet.

»Du hast *was*?«, sagte Conor.

Ich nahm sie mit mir und brachte sie so weit fort, dass die Dorfbewohner sie nie finden würden, an einen Ort, der auch von dem Königreich, in dem sie geboren wurde, weit entfernt war. Ein Dorf am Meer, wo sie in Frieden leben konnte.

Conor war fassungslos. Er stand auf und sagte ziemlich laut: »Aber sie hat doch die Bauerntochter umgebracht! Wie konntest du denn eine Mörderin retten?« Dann trat ein enttäuschter Ausdruck auf sein Gesicht und er wich einen Schritt zurück. »Du bist *wirklich* ein Monster.«

Ich sagte nicht, dass sie die Bauerntochter umgebracht hat, erwiderte das Monster. *Ich sagte, dass der* ***Prinz*** *das behauptet hat.*

Conor blinzelte und verschränkte die Arme vor der Brust. »Und wer hat sie dann umgebracht?«

Das Monster öffnete seine riesigen Hände und sofort kam

eine Brise auf, die Nebel mit sich brachte. Conors Haus war immer noch zu erkennen, aber der Nebel verhüllte den Garten und ließ an seiner Stelle ein Feld mit einer riesengroßen Eibe in der Mitte erscheinen, an deren Fuß ein Mann und eine Frau schliefen.

Nach ihrer Vereinigung, sagte das Monster, *blieb der Prinz wach.*

Conor beobachtete, wie der junge Prinz aufstand und auf die schlafende Bauerntochter hinabblickte, die, wie selbst Conor sehen konnte, eine Schönheit war. Der Prinz betrachtete sie einen Moment, legte sich dann eine Decke um die Schultern und ging zu dem Pferd, das sie an einen der Eibenäste gebunden hatten. Er holte etwas aus der Satteltasche, band das Pferd los und gab ihm einen kräftigen Klaps auf das Hinterteil, damit es davonrannte. Der Prinz hielt den Gegenstand, den er aus der Tasche genommen hatte, in die Höhe.

Ein Messer, das im Mondlicht funkelte.

»Nein!«, rief Conor.

Das Monster schloss die Hände, und der Nebel senkte sich über den Prinzen, der sich der schlafenden Bauerntochter mit gezücktem Messer näherte.

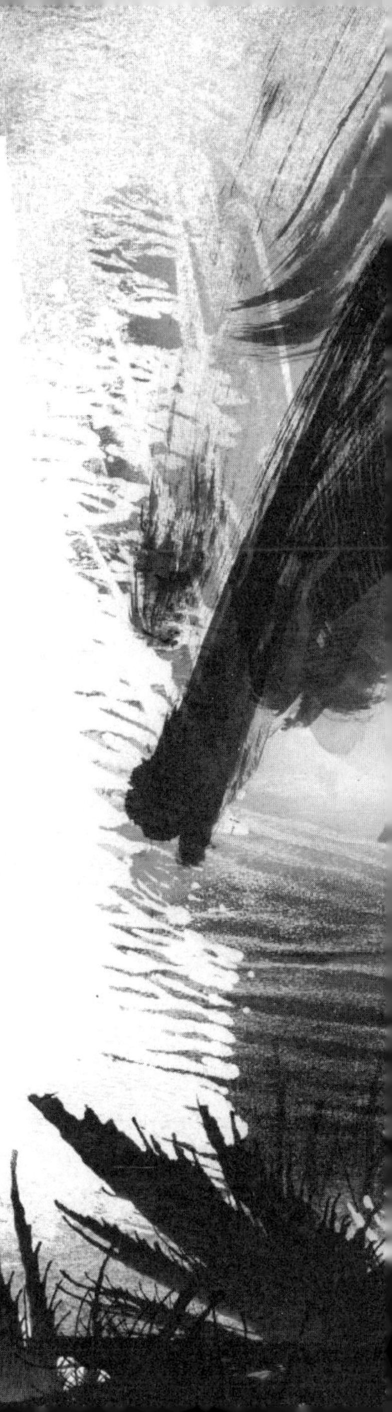

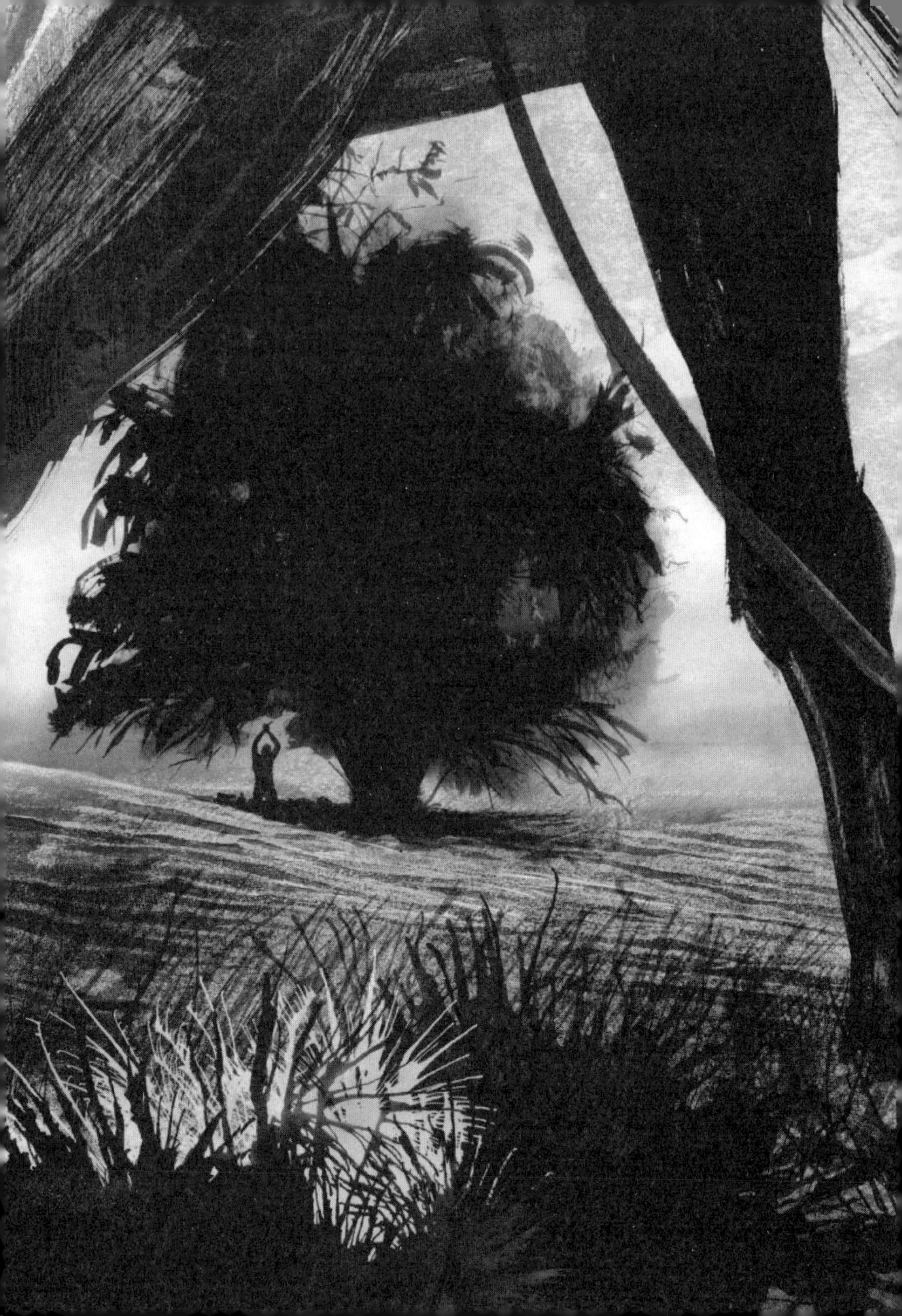

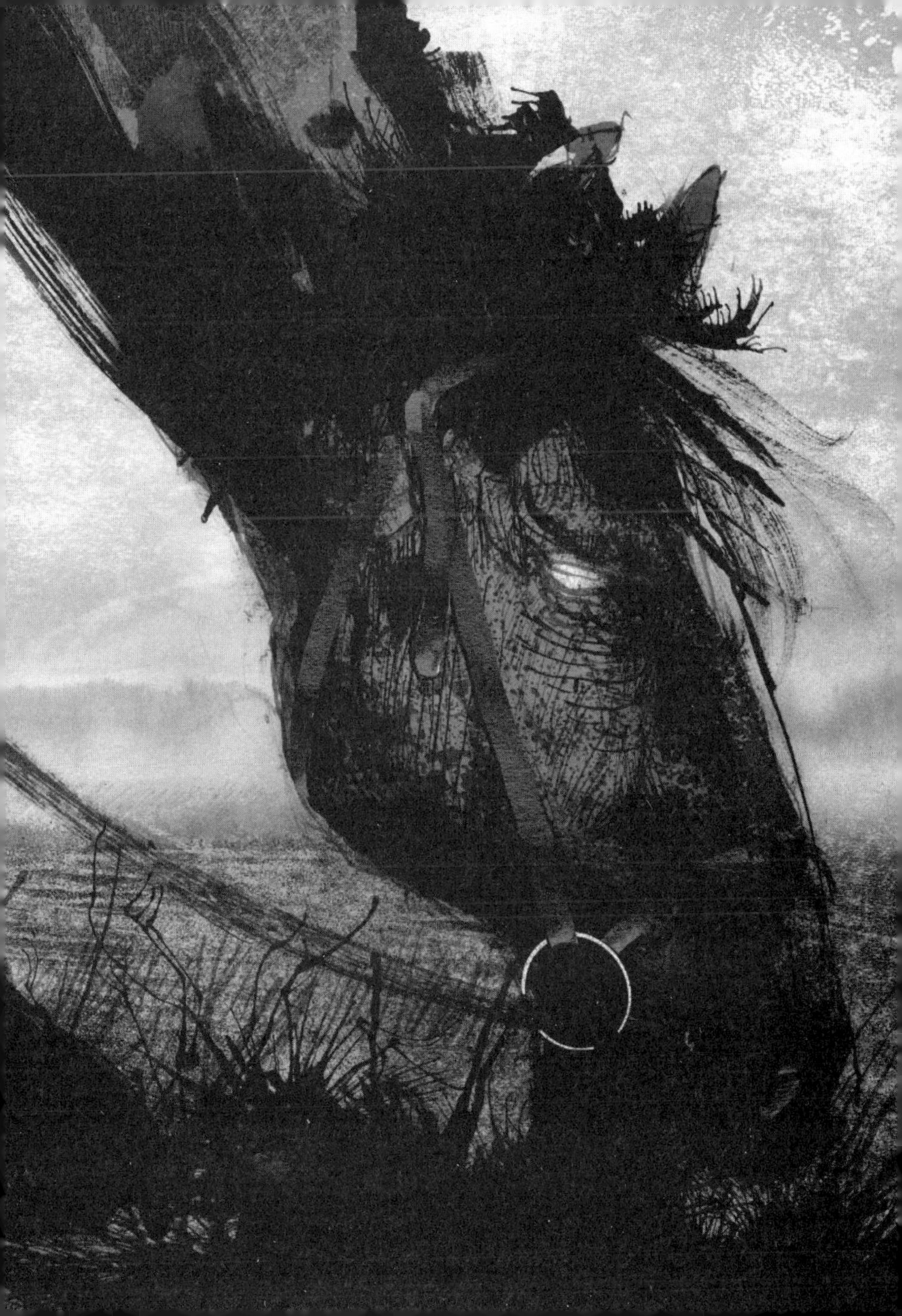

»Du hast doch gesagt, er wäre ganz verwundert gewesen, als sie nicht aufwachte!«, sagte Conor.

Nachdem er die Bauerntochter getötet hatte, sagte das Monster, *legte der Prinz sich neben sie und schlief weiter. Als er aufwachte, führte er für den Fall, dass irgendjemand ihn beobachtete, ein kleines Schauspiel auf. Aber, und das wird dich vielleicht überraschen, er tat es auch für sich selbst.* Die Äste des Monsters knackten. *Manchmal müssen die Menschen vor allem sich selbst belügen.*

»Du hast gesagt, er hätte dich um Hilfe gebeten! Und du hättest sie ihm *gewährt*!«

Ich sagte nur, dass ich mich aufgrund dessen, was er mir erzählt hat, auf den Weg gemacht habe.

Conor blickte mit großen Augen von dem Monster zu ihrem Garten, der aus dem sich lichtenden Nebel gerade wiederauftauchte. »Und was hat er dir erzählt?«

Dass er es zum Wohle des Königreichs getan habe. Die neue Königin sei in der Tat eine Hexe, sein Großvater habe das schon vermutet, als er sie heiratete, wegen ihrer Schönheit jedoch darüber hinweggesehen. Nun konnte der Prinz eine mächtige Hexe nicht aus eigener Kraft in die Knie zwingen. Er brauchte zur Unterstützung die geballte Wut der Dorfbewohner. Und für die sorgte der Tod der Bauerntochter. Es habe ihm leidgetan, sagte er, das Herz habe es ihm gebrochen, doch genauso wie sein eigener Vater zur Rettung des Königreichs gestorben sei, habe eben auch seine schöne Maid dranglauben müssen. Ihr Tod diene dazu, ein größeres Übel zu verhindern. Als er sagte, die Königin habe seine Braut getötet, glaubte er auf seine Art, dass es wirklich stimmte.

»Das ist doch Quatsch!«, rief Conor. »Er brauchte sie nicht umzubringen. Die Menschen wären ihm auch so gefolgt.«

Den Rechtfertigungsversuchen von Männern, die töten, sollte man immer mit Skepsis begegnen, sagte das Monster. *Das Unrecht, das ich erkannt habe, drohte der Königin, nicht dem Prinzen. Sie war der Grund, weshalb ich mich auf den Weg gemacht habe.*

»Ist das irgendwann rausgekommen?«, fragte Conor entgeistert. »Ist er bestraft worden?«

Er wurde ein sehr beliebter König, sagte das Monster, *der bis ans Ende seiner langen Tage glücklich regierte.*

Conor blickte stirnrunzelnd wieder zu seinem Fenster hinauf. »Also war der gute Prinz ein Mörder und die böse Königin am Ende doch keine Hexe. Soll das die Lehre der Geschichte sein? Dass ich *nett* zu ihr sein muss?«

Er hörte ein seltsames Grummeln, anders als zuvor, und es dauerte einen Moment, bis er begriff, dass das Monster *lachte.*

Glaubst du im Ernst, ich erzähle dir Geschichten, um dir ***Lehren*** *zu erteilen?,* fragte das Monster. *Glaubst du, ich habe mich aus der Zeit und der Erde selbst erhoben, um dir eine* ***Lehre in Nettigkeit*** *zu erteilen?*

Es lachte lauter und immer lauter, bis der Boden bebte und Conor das Gefühl hatte, der Himmel würde gleich herabstürzen.

»Ja, ist ja schon gut«, sagte er verlegen.

Nein, nein, sagte das Monster und beruhigte sich endlich. *Die Königin war ganz gewiss eine Hexe und womöglich auf dem Weg, schlimmes Unrecht zu begehen. Wer weiß das schon? Immerhin hat sie versucht, sich an die Macht zu klammern.*

»Und warum hast du sie dann gerettet?«

Weil sie eines ***nicht*** *war, und zwar eine Mörderin.*

Conor lief ein wenig durch den Garten und dachte nach. Lief

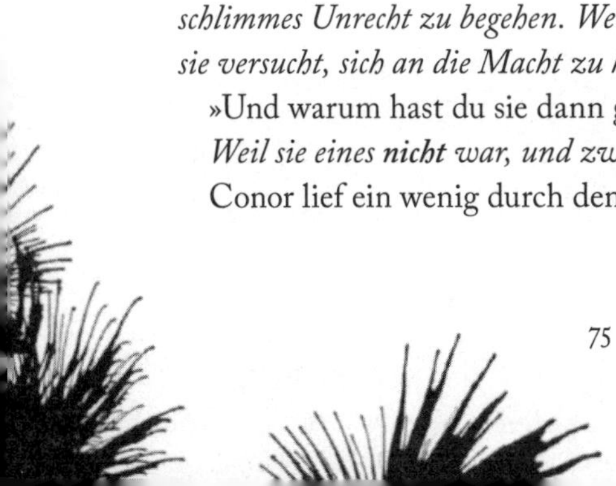

weiter und dachte noch mehr nach. »Ich verstehe das nicht. Wer ist denn nun hier der Gute?«

Es gibt nicht immer einen Guten. Genauso wenig, wie es immer einen Bösen gibt. Die meisten Menschen sind irgendwas dazwischen.

Conor schüttelte den Kopf. »Das ist eine furchtbare Geschichte. Richtig gemein.«

*Sie ist **wahr**,* sagte das Monster. *Viele Dinge, die wahr sind, kommen einem gemein vor. Königreiche kriegen die Prinzen, die sie verdienen, Bauerntöchter sterben ohne Grund, und manchmal sind Hexen es wert, gerettet zu werden. Ziemlich oft sogar. Du würdest dich wundern.*

Conor sah schnell noch einmal zu seinem Fenster hinauf und stellte sich vor, wie seine Großmutter in seinem Bett schlief. »Und inwiefern soll mich das vor ihr retten?«

Das Monster richtete sich zu voller Größe auf und blickte auf Conor herab.

Sie ist es nicht, wovor du gerettet werden musst, sagte es.

Conor fuhr wieder einmal hoch, heftig nach Atem ringend.

Er sah auf die Uhr neben dem Sofa. 00:07.

»Verdammt noch mal!«, rief er. »Ist das nun ein Traum oder nicht?« Er sprang wutentbrannt auf –

Und stieß sich augenblicklich den Zeh.

»Was ist das denn jetzt schon wieder?«, knurrte er und beugte sich vor, um das Licht anzuknipsen.

Aus dem Astloch in einer der Dielen spross ein frisches, neues, sehr solides Bäumchen, ungefähr dreißig Zentimeter hoch.

Conor starrte es eine Weile an. Dann ging er in die Küche, um sich ein Messer zu holen und es aus dem Boden zu sägen.

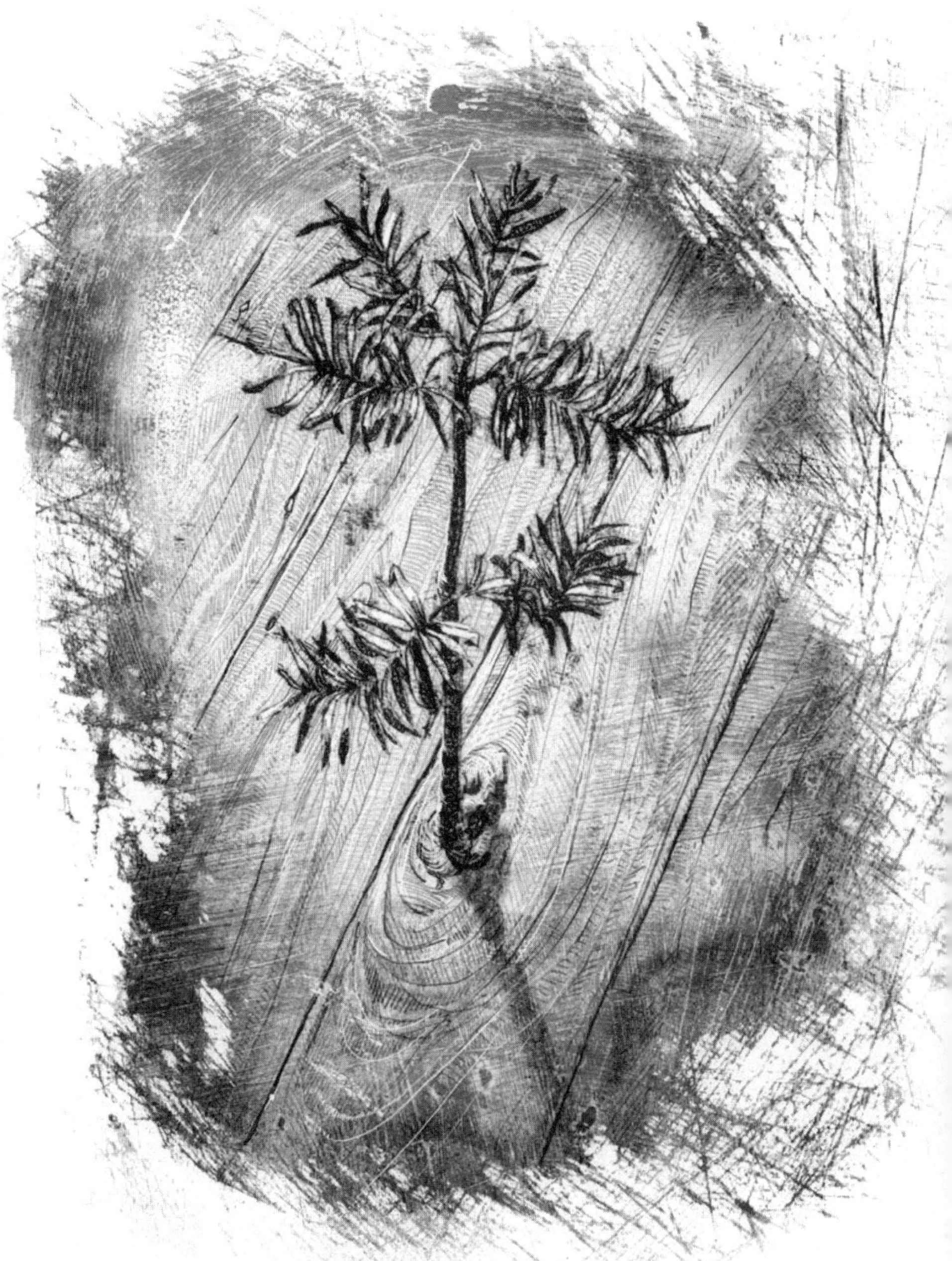

VERSTÄNDNIS

»Ich verzeihe dir«, sagte Lily, als sie ihn am nächsten Tag auf dem Schulweg eingeholt hatte.

»Was denn?«, fragte Conor, ohne sie anzusehen. Er war immer noch verwirrt von der Geschichte des Monsters, von all ihren seltsamen und gemeinen Wendungen, die ihm überhaupt nicht weiterhalfen.

Er hatte eine halbe Stunde gebraucht, um das erstaunlich zähe Bäumchen aus dem Boden zu säbeln. Er hatte das Gefühl gehabt, er sei gerade erst wieder eingeschlafen, als es Zeit zum Aufstehen war, was er auch nur gemerkt hatte, weil Grandma ihn unsanft geweckt und gleich losgeschimpft hatte, er sei spät dran.

Sie wollte ihm nicht einmal erlauben, sich von seiner Mutter zu verabschieden, die eine schlechte Nacht gehabt habe und Ruhe brauche.

Woraufhin er ein schlechtes Gewissen bekommen hatte, denn wenn es seiner Mutter in der Nacht schlecht gegangen war, hätte er da sein sollen, um ihr zu helfen, nicht seine Großmutter, die ihn kaum Zähne putzen ließ, bevor sie ihm einen Apfel in die Hand drückte und ihn aus der Haustür schob.

»Ich verzeihe dir, dass du mich in Schwierigkeiten gebracht hast, du Dummkopf«, sagte Lily, nicht allzu schroff.

»Du hast dich selbst in Schwierigkeiten gebracht«, sagte Conor. »*Du* hast Sully doch umgeschubst.«

»Ich verzeihe dir, dass du *gelogen* hast«, sagte Lily, die ihre Pudellocken mit einem Haarreifen mühsam gebändigt hatte.

Conor ging einfach weiter.

»Willst du mir nicht auch sagen, dass es dir leidtut?«, fragte Lily.

»Nein«, sagte Conor.

»Warum nicht?«

»Es *tut* mir nicht leid.«

»Conor –«

»Es tut mir nicht leid«, sagte Conor und blieb stehen, »und *ich* verzeihe *dir* nicht.«

In der kühlen Morgensonne starrten sie einander wütend an; keiner von beiden wollte als Erster wegschauen.

»Meine Mutter sagt, wir müssen Verständnis für dich haben«, sagte Lily schließlich. »Wegen allem, was du durchmachst.«

Einen Moment lang schien die Sonne hinter den Wolken zu verschwinden. Einen Moment lang sah Conor jäh heraufziehende Gewitter kommen, konnte *fühlen*, dass sie kurz davor waren, sich am Himmel und hier unten durch seine geballten Fäuste zu entladen. Einen Moment lang war ihm, als könnte er Blitze schleudern, Lily treffen und zu Boden gehen lassen –

»Conor?«, sagte Lily erschrocken.

»Deine Mutter hat keine Ahnung«, sagte er. »Genauso wenig wie du.«

Er wandte sich schnell ab und ließ sie allein dort stehen.

Es war etwas über ein Jahr her, dass Lily einigen ihrer Freunde von Conors Mutter erzählt hatte, ohne dass er es ihr erlaubt hätte. Die erzählten es ein paar anderen, die es noch ein paar anderen erzählten, und bevor der Tag halb herum war, schien es, als hätte sich eine Zone um ihn gebildet, ein Niemandsland mit Conor in der Mitte, umgeben von Landminen, auf die keiner treten wollte. Mit einem Schlag hörten Mitschüler, die er für seine Freunde gehalten hatte, auf zu reden, wenn er dazukam; nicht dass es außer Lily besonders viele gewesen wären, aber *trotzdem*. Er merkte, wie sie flüsterten, wenn er über den Flur ging oder beim Mittagessen saß. Selbst die Lehrer bekamen einen anderen Gesichtsausdruck, wenn er sich im Unterricht meldete.

Also war er schließlich nicht mehr zu den anderen hingegangen, hatte nicht mehr aufgeblickt, wenn geflüstert wurde, und sich irgendwann auch nicht mehr gemeldet.

Was niemandem weiter aufzufallen schien. Es war, als wäre er plötzlich unsichtbar geworden.

Er hatte noch nie ein schwierigeres Schuljahr erlebt als das vergangene und war noch nie so erleichtert gewesen, als die Sommerferien kamen. Seine Mutter steckte mitten in ihren Behandlungen, die, wie sie ihm wieder und wieder versichert hatte, hart waren, aber »ihren Zweck erfüllten«, und die lange Therapiestrecke näherte sich dem Ende. Seine Mutter würde die Behandlungen abschließen und mit dem Beginn des neuen Schuljahrs könnten sie all dies hinter sich lassen und wieder ganz neu anfangen. Das war der Plan gewesen.

Aber er war nicht aufgegangen. Die Behandlungen hatten sich länger hingezogen, als sie gedacht hatten – erst war eine zweite Runde nötig geworden und jetzt eine dritte. Die Lehrer im neuen Schuljahr waren noch schlimmer, weil sie ihn nur in seiner jetzigen Situation kannten und nicht als den, der er vorher gewesen war. Und die anderen Schüler behandelten ihn immer noch so, als wäre *er* derjenige, der krank war, besonders seit Harry und seine Bande ihn auf dem Kieker hatten.

Und nun hing auch noch seine Großmutter bei ihm zu Hause rum und er träumte von Bäumen.

Aber vielleicht *war* es gar kein Traum. Was im Grunde noch schlimmer wäre.

Er stapfte wütend weiter. Er gab Lily die Schuld, denn es *war* doch hauptsächlich ihre Schuld, oder?

Und wem hätte er sie sonst geben sollen?

Diesmal bekam er Harrys Faust in den Magen.

Conor fiel hin, schrammte sich dabei auf den Steinstufen das Knie und riss sich ein Loch in die Schulhose. Das Loch war das Schlimmste daran. Er war eine Niete im Nähen.

»Du bist so ein Spast, O'Malley«, sagte Sully irgendwo hinter ihm und lachte. »Kein Tag, an dem du nicht hinfliegst.«

»Du solltest mal zum Arzt gehen«, hörte er Anton sagen.

»Vielleicht ist er ja zugedröhnt«, sagte Sully, und wieder ertönte Gelächter, aber nur von den beiden, denn Harry lachte nicht. Conor wusste, auch ohne sich umzublicken, dass Harry ihn nur beobachtete und abwartete, was er tun würde.

Als er sich aufrichtete, sah er Lily vor dem Schulgebäude. Sie war mit ein paar anderen Mädchen zusammen, die zum Ende der Pause gerade wieder hineingehen wollten. Sie redete nicht mit ihnen, sondern schaute nur Conor an.

»Heute kommt keine Hilfe vom Superpudel«, sagte Sully, immer noch lachend.

»Glück für dich, Sully«, sagte Harry, der bis dahin stumm geblieben war. Conor hatte sich immer noch nicht zu ihnen umgedreht, doch er merkte auch so, dass Harry nicht über Sullys Witz lachte. Conor beobachtete Lily, bis sie im Gebäude verschwunden war.

»He, guck uns gefälligst an, wenn wir mit dir reden«, sagte Sully, wahrscheinlich stinksauer über Harrys Kommentar packte Conor an der Schulter und wirbelte ihn herum.

»Fass ihn nicht an«, sagte Harry ruhig und leise, aber so drohend, dass Sully sofort zurückwich. »O'Malley und ich haben eine Abmachung«, sagte Harry. »Ich bin der Einzige, der ihn anfassen darf. Stimmt's?«

Conor wartete einen Moment ab und nickte dann langsam. Das schien in der Tat ihre Abmachung zu sein.

Harry, der Conor weiterhin mit ausdrucksloser Miene anstarrte, stellte sich jetzt dicht vor ihn.

Conor zuckte nicht mit der Wimper, und so standen sie da, Auge in Auge, während Anton und Sully nervöse Blicke wechselten.

Harry legte den Kopf ein wenig schief, als gäbe es da etwas, was er zu enträtseln versuchte. Conor rührte sich nicht. Die übrigen Schüler waren schon hineingegangen. Er konnte die Stille spüren, die sich um sie herum ausbreitete; selbst Anton und Sully verstummten. Der Unterricht fing bald an. Sie mussten *los*.

Aber niemand rührte sich von der Stelle.

Harry hob die Faust und holte aus, als wolle er Conor ins Gesicht schlagen.

Conor zuckte noch immer nicht mit der Wimper. Er bewegte

Conor blickte sich immer noch nicht um. Aber er ging auch nicht hinein.

Du wusstest, dass es die Wahrheit ist, als ich sagte, du hättest mich gerufen; du wärst der Grund, warum ich mich auf den Weg gemacht habe. Nicht wahr?

Jetzt drehte Conor sich um. »Aber du willst mir ja nur *Geschichten* erzählen«, sagte er. Er konnte seine Enttäuschung nicht verbergen, denn es stimmte tatsächlich. Genau das hatte er gedacht. Er hatte es *gehofft*.

Das Monster kniete sich hin, sodass es Conor direkt in die Augen sehen konnte. *Geschichten davon, wie ich Feinde besiegt habe,* sagte es. *Geschichten davon, wie ich Drachen erlegt habe.*

Conor blinzelte zurück.

Geschichten sind wilde Wesen, sagte das Monster. *Wer weiß, was für Unheil sie anrichten können, wenn man sie loslässt?*

Das Monster hob den Kopf und Conor folgte seinem Blick. Es schaute zu Conors Schlafzimmerfenster. Zu dem Zimmer, in dem jetzt seine Großmutter schlief.

Ich möchte dir davon erzählen, wie ich mich schon einmal auf den Weg gemacht habe, sagte das Monster. *Ich möchte dir vom Ende einer bösen Königin erzählen und davon, wie ich dafür gesorgt habe, dass sie nie mehr gesehen wurde.*

Conor schluckte und richtete seinen Blick wieder auf das Gesicht des Monsters.

»Erzähl«, sagte er.

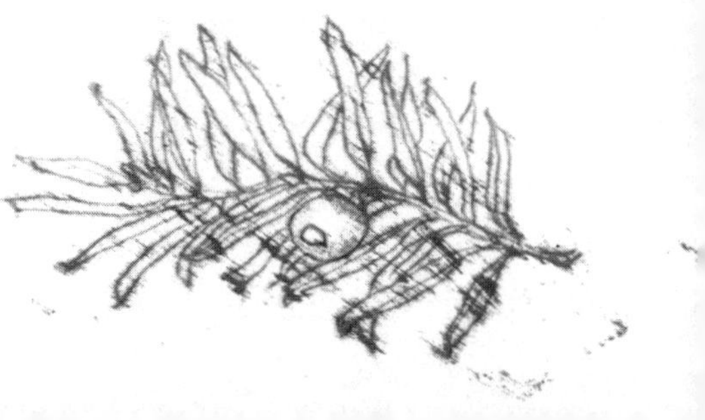

DIE ERSTE GESCHICHTE

Vor langer Zeit, sagte das Monster, bevor dies eine Stadt mit Straßen und Eisenbahnen und Autos wurde, war hier alles grün. Bäume bedeckten jeden Hügel und säumten jeden Weg. Sie beschatteten jeden Fluss und beschützten jedes Haus, denn Häuser gab es hier schon damals, aus Stein und Lehm erbaut.

Dies war ein Königreich.

»Was?«, sagte Conor und sah sich in ihrem Garten um. »*Hier?*«

Das Monster legte den Kopf schief und sah ihn neugierig an. *Du hast noch nie davon gehört?*

»Von einem Königreich in dieser Gegend? Nein«, sagte Conor. »Es gibt hier ja nicht mal ein McDonald's.«

Wie dem auch sei, fuhr das Monster fort, *es war ein Königreich, klein, aber glücklich, denn der König war ein gerechter König, ein Mann, dessen Weisheit er seinem schweren Schicksal verdankte. Seine Frau hatte vier kräftige Söhne zur Welt gebracht, doch während seiner Herrschaft war er gezwungen, in den Kampf zu ziehen, um den Frieden seines Königreichs zu bewahren. Kämpfe gegen Riesen und Drachen, Kämpfe gegen schwarze Wölfe mit roten Augen, Kämpfe gegen Heerscharen, die von großen Zauberern angeführt wurden.*

Diese Kämpfe sicherten die Grenzen des Königreichs und bescherten dem Land Frieden. Doch der Sieg hatte seinen Preis. Einer nach dem anderen wurden die vier Söhne des Königs getötet. Durch das Feuer eines Drachen oder die Hand eines Riesen, die Fänge eines Wolfs oder den Speer eines Mannes. Einer nach dem anderen fielen alle vier Prinzen des Königreichs, bis dem König nur noch ein einziger Thronfolger blieb. Sein minderjähriger Enkel.

»Das klingt alles ziemlich märchenhaft«, sagte Conor misstrauisch.

Das würdest du nicht sagen, wenn du die Schreie eines Mannes hören müsstest, der von einem Speer getötet wird, erwiderte das Monster. *Oder die Angstschreie dessen, der von Wölfen zerrissen wird. Und jetzt sei still.*

Der Kummer raffte die Frau des Königs dahin und die Mutter des jungen Prinzen ebenso. Dem König blieb zur Gesellschaft nur das Kind, zusammen mit einer Trauer, die größer war, als ein Mann sie allein sollte ertragen müssen.

»Ich werde wieder heiraten«, beschloss der König. »Zum Wohle meines Prinzen und meines Königreichs, wenn schon nicht um meiner selbst willen.«

Und so geschah es. Er heiratete die Prinzessin eines benachbarten Königreichs, eine Zweckverbindung, die beide Königreiche stärker machte. Sie war jung und schön, und auch wenn ihr Gesicht vielleicht ein wenig hart und ihre Zunge ein wenig scharf war, schien sie den König doch glücklich zu machen.

Die Zeit verging. Der Prinz wuchs zu einem jungen Mann heran, und nur noch zwei Jahre fehlten bis zu seinem achtzehnten Geburtstag, nach dem es ihm gestattet sein würde, am Todestag des alten Königs den Thron zu besteigen. Es waren glückliche Tage für das Königreich. Die Kämpfe waren vorüber, und die Zukunft schien sicher in den Händen des jungen Prinzen zu liegen.

Doch eines Tages wurde der König krank. Es ging das Gerücht um, dass er von seiner neuen Frau nach und nach vergiftet würde. Man erzählte sich, sie habe machtvolle Zauber gewirkt, um jünger auszusehen, als sie in Wirklichkeit war, und unter ihrem jugendlichen Gesicht lauere die Fratze einer alten Hexe. Es gab niemanden, der ihr nicht zugetraut hätte, dass sie den König vergiftete, obwohl dieser seine Untertanen bis zu seinem letzten Atemzug immer wieder inständig bat, sie nicht zu beschuldigen.

Und so starb er, und es fehlte noch ein Jahr, bis sein Enkel alt genug war, ihm auf dem Thron zu folgen. Einstweilen übernahm die Königin, seine Stiefgroßmutter, die Herrschaft und kümmerte sich um alle Belange.

Zuerst war sie, zur Überraschung aller, eine gute Herrscherin. Ihr Antlitz war – den Gerüchten zum Trotz – noch immer jugendlich und ansprechend, und sie bemühte sich, im Sinne des toten Königs zu regieren.

Unterdessen hatte der Prinz sich verliebt.

»Ich *wusste* es«, stöhnte Conor. »In solchen Geschichten gibt es immer blöde Prinzen, die sich verlieben.« Er ging wieder zum Haus zurück. »Ich dachte, das wird eine *gute* Geschichte.«

Im Nu hatte das Monster mit einer langen, starken Hand Conors Fußgelenke gepackt, wirbelte ihn herum und ließ ihn kopfüber in der Luft baumeln, sodass sein T-Shirt herunterrutschte und ihm das Blut in den Ohren rauschte.

Wie ich gerade sagte, fuhr das Monster fort.

Der Prinz hatte sich verliebt. Sie war nur eine Bauerntochter, doch sie war wunderhübsch und klug dazu, wie Bauerntöchter es sein müssen, denn die Arbeit auf einem Bauernhof ist eine komplizierte Angelegenheit. Das Königreich frohlockte angesichts der Verbindung.

sich auch sonst nicht. Er sah Harry nur unverwandt in die Augen und wartete auf den Schlag.

Doch der kam nicht.

Harry ließ die Faust ganz langsam sinken, während er Conor weiter anstarrte. »Ja«, sagte er schließlich leise, als wäre ihm etwas klar geworden. »Das hab ich mir gedacht.«

Und dann ertönte wieder die Stimme der Verdammnis.

»Jungs!«, rief Miss Kwan und kam wie eine Furie auf zwei Beinen über den Hof auf sie zugefegt. »Die Pause ist seit drei Minuten zu Ende! Was habt ihr hier bitte noch zu suchen?«

»Entschuldigung, Miss«, sagte Harry mit plötzlich hellerer Stimme. »Wir haben mit Conor über Mrs Marls Hausaufgabe gesprochen und dabei die Zeit vergessen.« Er haute Conor auf die Schulter, als wären sie die dicksten Freunde. »Niemand kennt sich so gut mit Geschichten aus wie Conor.« Er nickte Miss Kwan ernst zu. »Und darüber zu reden, hilft ihm, aus sich herauszukommen.«

»Klar«, sagte Miss Kwan, »das klingt absolut glaubwürdig. Ihr bekommt alle eine erste Verwarnung. Noch ein Vorfall heute und ihr müsst allesamt nachsitzen.«

»Ja, Miss«, sagte Harry freundlich. Anton und Sully murmelten das Gleiche. Dann machten sie sich auf den Weg in den Unterricht, Conor mit einem Meter Abstand hinter ihnen.

»Einen Moment bitte, Conor«, sagte Miss Kwan.

Er blieb stehen und drehte sich zu ihr um, schaute ihr jedoch nicht ins Gesicht.

»Bist du sicher, dass zwischen dir und diesen Jungs alles in Ordnung ist?«, fragte Miss Kwan. Sie hatte ihren Ton jetzt auf

»sanft« geschaltet, was kaum weniger beängstigend war als ihr lautes Brüllen.

»Ja, Miss«, sagte Conor, immer noch ohne sie anzusehen.

»Ich bin nämlich nicht blind, was Harry betrifft, weißt du«, sagte sie. »Einer, der andere schikaniert, wird auch durch Charisma und Bestnoten kein besserer Mensch.« Sie seufzte verärgert. »Wahrscheinlich wird er eines Tages Premierminister. Gott steh uns bei.«

Conor sagte nichts, und das Schweigen, das jetzt folgte, kannte er nur zu gut, kannte auch diese Art, wie Miss Kwans Oberkörper sich beugte, wie ihre Schultern sich senkten und ihr Kopf sich Conor zuneigte.

Er wusste, was jetzt kam. Er wusste und hasste es.

»Ich kann mir nicht vorstellen, was du durchmachst, Conor«, sagte Miss Kwan so leise, dass es fast ein Flüstern war, »aber wenn du mal mit jemandem reden möchtest, meine Tür steht dir immer offen.«

Er konnte sie nicht anschauen, wollte die Fürsorglichkeit in ihrem Gesicht nicht sehen, *ertrug* es nicht, sie in ihrer Stimme zu hören.

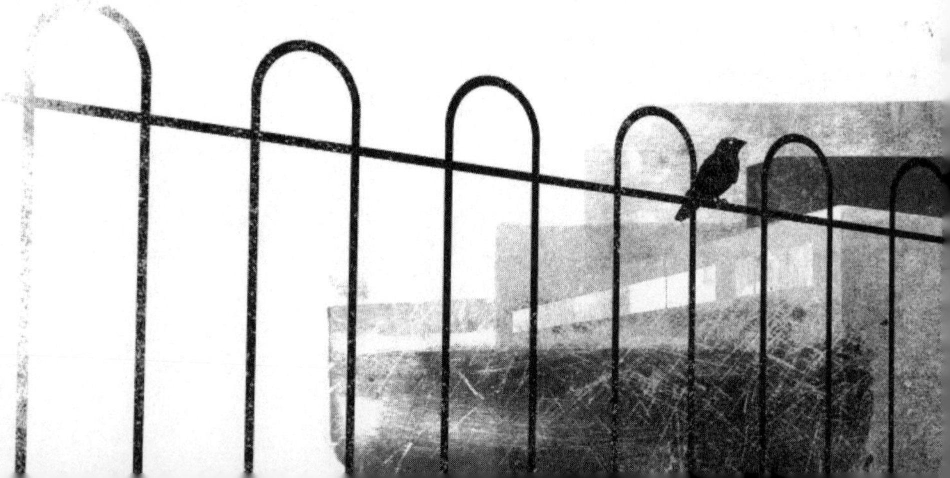

Denn er hatte sie nicht verdient.

Der Albtraum blitzte in ihm auf, das Schreien und die Angst und was am Schluss passierte –

»Es geht mir gut, Miss«, murmelte er, den Blick auf seine Schuhe gerichtet. »Ich mache gar nichts durch.«

Nach einer Sekunde hörte er Miss Kwan erneut seufzen. »Na schön«, sagte sie. »Vergiss die Verwarnung und komm mit rein.« Sie klopfte ihm auf die Schulter und ging über den Hof zurück zur Eingangstür.

Und einen Moment lang war Conor vollkommen allein.

Da wurde ihm klar, dass er wahrscheinlich den ganzen Tag lang hier draußen bleiben könnte und niemand ihn dafür bestrafen würde.

Was irgendwie dazu führte, dass es ihm noch schlechter ging.

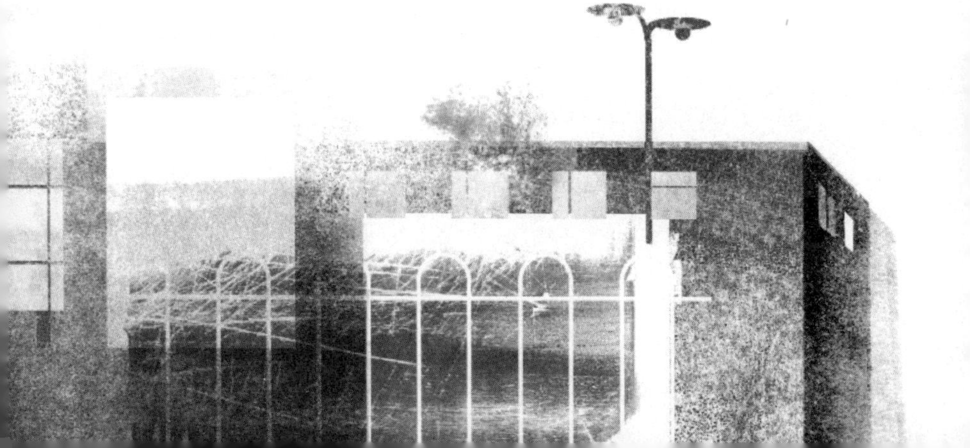

WIR MÜSSEN UNS MAL UNTERHALTEN

Nach der Schule erwartete seine Großmutter ihn im Wohnzimmer.

»Wir müssen uns mal unterhalten«, sagte sie, noch bevor er überhaupt die Tür geschlossen hatte. Sie hatte einen Gesichtsausdruck, der ihn stutzen ließ. Er bekam sofort Bauchschmerzen.

»Was ist passiert?«, fragte er.

Seine Großmutter atmete tief und geräuschvoll durch die Nase ein und starrte aus dem Fenster, als sammele sie sich. Sie sah aus wie ein Raubvogel. Wie ein Habicht, der jeden Moment ein Schaf greifen und davontragen würde.

»Deine Mutter muss wieder ins Krankenhaus«, sagte sie. »Du kommst für ein paar Tage mit zu mir. Bitte pack deine Sachen.«

Conor rührte sich nicht. »Was ist mit ihr?«

Die Augen seiner Großmutter weiteten sich kurz, als könne sie nicht glauben, dass er eine so katastrophal dumme Frage stellte.

Dann lenkte sie ein. »Die Schmerzen sind schlimm«, sagte sie. »Schlimmer, als sie sein dürften.«

»Sie nimmt doch ein Mittel dagegen –«, begann Conor, doch seine Großmutter klatschte in die Hände, nur einmal, aber dafür laut genug, um ihn zum Schweigen zu bringen.

»Es hilft nicht, Conor«, sagte sie knapp und schien haarscharf über seinen Kopf hinwegzublicken, anstatt ihn direkt anzusehen. »Es hilft nicht.«

»Was hilft nicht?«

Seine Großmutter schlug noch ein paarmal leicht die Handflächen gegeneinander, fast so, als wolle sie sie ausprobieren, und sah wieder aus dem Fenster, die Lippen die ganze Zeit fest zusammengepresst. Nach einer Weile stand sie auf und strich sich sehr konzentriert das Kleid glatt.

»Geh mal rauf zu deiner Mutter«, sagte sie. »Sie möchte mit dir sprechen.«

»Aber –«

»Dein Vater kommt am Sonntag.«

Er richtete sich auf. »*Dad* kommt?«

»Ich muss ein paar Anrufe machen«, sagte sie und ging mit ihrem Handy an ihm vorbei zur Haustür hinaus.

»Und warum?«, rief er ihr hinterher.

»Deine Mutter wartet«, sagte sie und zog die Tür hinter sich zu.

Conor hatte noch nicht einmal seinen Rucksack abstellen können.

Sein Vater kam. Sein *Vater.* Aus *Amerika.* Der seit vorvorigem Weihnachten nicht mehr hier gewesen war. Dessen neue Frau immer im letzten Moment in irgendwelche Notfallsituationen geriet, die ihn davon abhielten, öfter zu kommen, besonders seit das Baby geboren war. Sein Vater, an dessen Abwesenheit Conor sich zunehmend gewöhnt hatte, als seine Besuche immer seltener und die Abstände zwischen seinen Anrufen immer größer geworden waren.

Sein Vater kam.

Warum?

»Conor?«, hörte er seine Mutter rufen.

Sie war nicht in ihrem Zimmer. Sie war in *seinem* Zimmer, lag auf seinem Bett, auf der Tagesdecke, und sah aus dem Fenster zum Friedhof hinüber.

Und zur Eibe.

Die nur eine Eibe war.

»Hallo, mein Liebling«, sagte sie und lächelte ihn an, aber er sah an den Falten um ihre Augen, dass sie Schmerzen hatte, wie bisher nur das eine Mal, als sie ebenfalls ins Krankenhaus gemusst hatte und erst nach fast vierzehn Tagen wieder herausgekommen war. Das war Ostern gewesen, und die Wochen bei seiner Großmutter hatten ihnen beiden beinahe den Rest gegeben.

»Was ist denn los?«, fragte er. »Warum musst du wieder ins Krankenhaus?«

Sie klopfte auf die Decke, damit er kam und sich zu ihr setzte.

Er blieb, wo er war. »Was ist passiert?«

Sie lächelte immer noch, mühsamer jetzt, und zeichnete mit den Fingern das auf die Decke gestickte Muster nach, Grizzlybären, für die Conor seit Jahren zu alt war. Sie hatte sich ihren Rote-Rosen-Schal um den Kopf gebunden, aber nur locker, sodass darunter ihre blasse Kopfhaut hervorschaute. Er glaubte nicht, dass sie auch nur so getan hatte, als würde sie ernsthaft eine von Großmutters alten Perücken ausprobieren.

»Ich werde schon wieder gesund«, sagte sie. »Ganz bestimmt.«

»Wirklich?«, fragte er.

»Wir hatten das doch alles schon einmal, Conor«, sagte sie. »Also mach dir keine Sorgen. Es ging mir schlecht, daraufhin bin ich ins Krankenhaus gegangen und dort haben sie mir geholfen. So wird es auch diesmal sein.« Sie klopfte wieder auf die Decke. »Willst du nicht doch herkommen und dich neben deine müde alte Mum setzen?«

Conor schluckte, aber ihr Lächeln war jetzt fröhlicher und es war echt, das konnte er sehen. Er ging zu ihr und setzte sich auf der Fensterseite des Bettes neben sie. Als sie ihm mit der Hand durchs Haar strich, es ihm aus dem Gesicht schob, bemerkte er, wie dünn ihr Arm war, fast als bestünde er nur aus Haut und Knochen.

»Warum kommt Dad?«, fragte er.

Seine Mutter hielt inne, dann legte sie ihre Hand wieder in den Schoß. »Du hast ihn ganz schön lange nicht gesehen. Freust du dich nicht?«

»Grandma scheint nicht besonders froh darüber zu sein.«

Seine Mutter schnaubte. »Na ja, du weißt doch, was sie von deinem Dad hält. Hör nicht auf sie. Freu dich einfach über seinen Besuch.«

Sie saßen einen Moment schweigend da. »Da ist noch was anderes«, sagte Conor schließlich. »Stimmt's?«

Seine Mutter richtete sich in den Kissen ein wenig höher auf. »Sieh mich an, mein Großer«, sagte sie liebevoll.

Er wandte ihr den Kopf zu, dabei hätte er eine Million Pfund bezahlt, um es nicht tun zu müssen.

»Die letzte Behandlung hat nicht so gewirkt, wie sie sollte«, sagte sie. »Was nur bedeutet, dass sie angepasst werden, dass etwas anderes ausprobiert werden muss.«

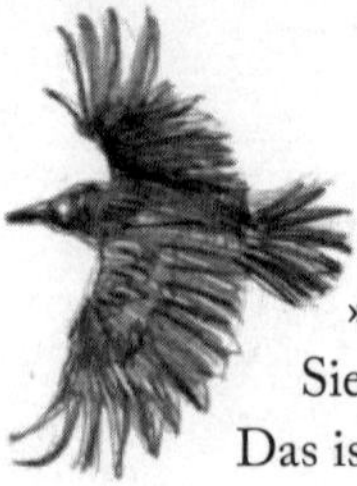

»Das ist alles?«, fragte Conor.

Sie nickte. »Ja. Es gibt noch ganz viel, was sie tun können. Das ist normal. Mach dir keine Sorgen.«

»Sicher?«

»Ja, sicher.«

»Sonst«, und hier stockte Conor einen Moment lang und sah zu Boden. »Sonst könntest du es mir nämlich ruhig sagen, weißt du.«

Und dann spürte er ihre Arme um sich, ihre dünnen, dünnen Arme, die immer so weich gewesen waren, wenn sie ihn an sich gezogen hatte. Sie sagte nichts, hielt ihn nur ganz fest. Er sah aus dem Fenster, und nach einer Weile drehte auch seine Mutter sich um und sah hinaus.

»Das ist eine Eibe, weißt du«, sagte sie schließlich.

Conor rollte mit den Augen, aber er meinte es nicht böse. »Ja, Mum, das hast du mir schon hundert Mal erklärt.«

»Gibst du auf sie acht, solange ich fort bin?«, sagte sie. »Passt du auf, dass sie noch da ist, wenn ich wiederkomme?«

Und Conor verstand, dass sie ihm damit sagen wollte, sie würde wiederkommen – deshalb nickte er nur und sie fuhren fort, gemeinsam den Baum zu betrachten.

Der einfach nur ein Baum war, egal wie lange sie hinsahen.

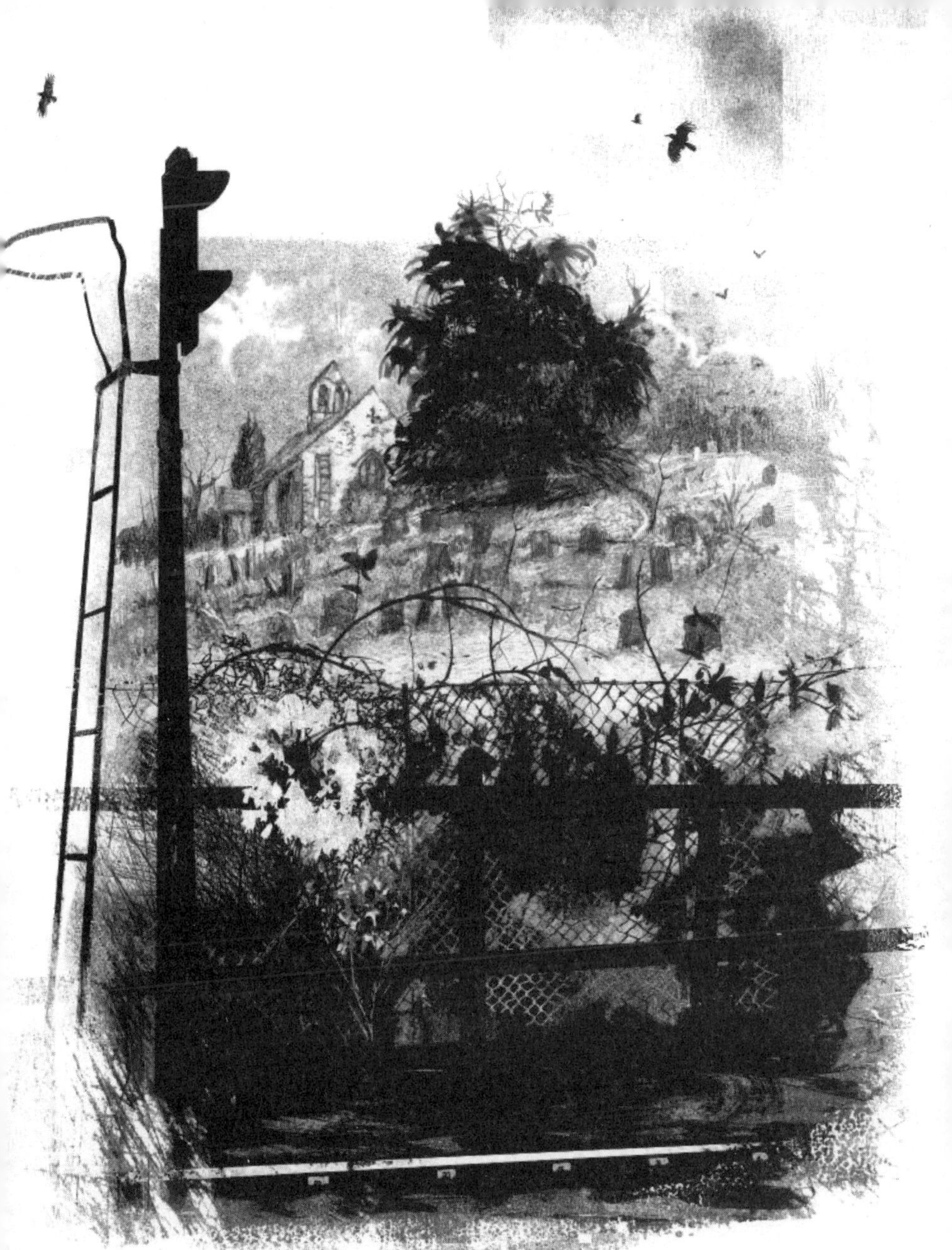

GRANDMAS HAUS

Fünf Tage. Das Monster war seit fünf Tagen nicht gekommen.

Vielleicht wusste es nicht, wo seine Großmutter wohnte. Oder der Weg war ihm einfach zu weit. Sie hatte sowieso keinen ordentlichen Garten, obwohl ihr Haus *viel* größer war als das von Conor und seiner Mutter. Sie hatte ihn mit Geräteschuppen, einem von Steinen umrandeten Teich und einem holzverkleideten »Büro« zugebaut, das sie sich im hinteren Teil des Gartens hatte einrichten lassen und wo sie, jedenfalls weitgehend, ihren Beruf als Immobilienmaklerin ausübte. Eine Arbeit, die Conor so langweilig fand, dass er immer schon nach dem ersten Satz abschaltete, wenn sie davon zu erzählen anfing. Ansonsten gab es nur gepflasterte Wege und Blumen in Töpfen. Kein bisschen Platz für einen Baum. Es gab ja noch nicht einmal *Gras*.

»Steh nicht dumm rum, junger Mann«, sagte seine Großmutter, die ihren Kopf zur Hintertür herausstreckte, während sie einen Ohrring anlegte. »Dein Vater kommt bald, und ich fahre jetzt deine Mutter besuchen.«

»Ich habe nicht dumm rumgestanden«, sagte Conor.

»Was hat das denn mit irgendwas zu tun. Komm rein.«

Sie verschwand im Haus, und er trottete langsam hinterher. Es war Sonntag, der Tag, an dem sein Vater am Flughafen ankommen würde. Er würde Conor hier abholen, dann würden sie zusammen seine Mutter besuchen und danach ein bisschen

Vater-Sohn-Zeit miteinander verbringen. Was bestimmt nur ein Deckname für eine weitere Wir-müssen-uns-mal-unterhalten-Runde war, davon war Conor überzeugt.

Seine Großmutter würde nicht da sein, wenn sein Vater kam. Was allen Beteiligten recht war.

»Räum bitte deinen Rucksack aus der Diele weg«, sagte sie, als sie an ihm vorbeiging und ihre Handtasche nahm. »Er braucht ja nicht zu denken, dass ich dich in einem Saustall wohnen lasse.«

»Da besteht garantiert keine Gefahr«, murmelte Conor, als sie zum Spiegel ging, um nachzusehen, ob ihre Lippen ordentlich geschminkt waren.

Das Haus seiner Großmutter war sauberer als das Krankenhauszimmer seiner Mutter. Ihre Putzfrau, Marta, kam immer mittwochs, aber Conor konnte nicht erkennen, warum das nötig war. Seine Großmutter ging jeden Morgen, sobald sie aufgestanden war, mit dem Staubsauger durchs Haus, wusch viermal in der Woche Wäsche und machte um Mitternacht, bevor sie ins Bett ging, noch kurz das Bad sauber. Das Geschirr durfte auf dem Weg in die Spülmaschine auf keinen Fall das Spülbecken berühren, und einmal hatte sie Conor sogar den Teller weggenommen, bevor er aufgegessen hatte.

»Eine allein lebende Frau in meinem Alter«, sagte sie mindestens einmal am Tag, »muss die Fäden in der Hand behalten, denn wer soll es sonst tun?«

Das sagte sie trotzig, so als fordere sie Conor zu einer Entgegnung heraus.

Sie brachte ihn zur Schule, und obwohl die Fahrt fünfundvierzig Minuten dauerte, kam er jeden Tag zu früh. Auch bei

Schulschluss wartete sie immer schon auf ihn; dann ging es direkt weiter ins Krankenhaus zu seiner Mutter. Dort blieben sie ungefähr eine Stunde, manchmal auch weniger, wenn Mum zu müde war, um zu reden – was an zwei der vergangenen fünf Tage der Fall gewesen war. Anschließend fuhren sie zum Haus seiner Großmutter zurück, wo sie dafür sorgte, dass er seine Hausaufgaben machte, während sie per Telefon etwas zu essen bestellte, was sie bis dahin noch nicht ausprobiert hatten.

Es war so ähnlich wie im Sommer, als Conor und seine Mutter in einer Frühstückspension in Cornwall übernachtet hatten. Nur sauberer. Und er wurde mehr herumkommandiert.

»Also, Conor«, sagte sie, während sie sich ihr Jackett überstreifte. Es war Sonntag, aber sie hatte keine Hausbesichtigungstermine, und er fragte sich, warum sie sich so herausputzte, wenn sie doch nur ins Krankenhaus fuhr. Wahrscheinlich hatte es irgendetwas damit zu tun, dass sie seinen Vater in Verlegenheit bringen wollte.

»Dein Vater merkt vielleicht nicht, wie schnell deine Mutter in letzter Zeit müde wird, weißt du?«, sagte sie. »Also müssen wir gemeinsam achtgeben, dass er nicht zu lange bleibt.« Sie prüfte erneut ihr Aussehen im Spiegel und senkte die Stimme. »Nicht dass *das* bisher ein Problem gewesen wäre.«

Sie drehte sich um, winkte ihm kurz, mit allen fünf Fingern wackelnd, zu und sagte: »Sei brav.«

Die Tür fiel krachend hinter ihr ins Schloss. Conor war allein in ihrem Haus.

Er ging hinauf ins Gästezimmer, das jetzt sein Schlafzimmer war. Grandma sprach die ganze Zeit von *seinem* Zimmer, aber er nannte es immer nur das Gästezimmer, woraufhin seine Großmutter jedes Mal den Kopf schüttelte und irgendetwas in sich hineinmurmelte.

Was erwartete sie denn? Es sah ja nicht *aus* wie sein Zimmer. Es sah nicht wie das Zimmer von *irgendwem* aus, schon gar nicht wie das eines Jungen. Die Wände waren weiß und kahl, abgesehen von drei Segelschiffdrucken, worin sich ihre Vorstellung davon, was Jungs gefallen mochte, wahrscheinlich erschöpfte. Auch die Bettwäsche und die Tagesdecke waren blendend weiß, und als einziges weiteres Möbelstück stand noch eine Eichenholzkommode in dem Zimmer, die groß genug war, um darin zu essen.

Es hätte ein beliebiger Raum in einem beliebigen Haus auf einem beliebigen Planeten irgendwo im Universum sein können. Er hielt sich noch nicht einmal gern darin *auf*, selbst dann nicht, wenn er seiner Großmutter entkommen wollte. Auch jetzt war er nur raufgegangen, um sich ein Buch zu holen, denn seine Großmutter gestattete keine Computerspiele in ihrem Haus. Er fischte eins aus seiner Tasche und machte kehrt, nicht ohne im Gehen noch einen raschen Blick aus dem Fenster zu werfen, in den Garten.

Nach wie vor nichts als gepflasterte Wege und das Büro.

Rein gar nichts, was seinen Blick erwiderte.

Das Wohnzimmer war eins von der ungemütlichen Sorte, mit Sitzmöbeln, auf denen nie jemand saß. Conor durfte sich sonst unter keinen Umständen darin aufhalten – er hätte ja die Polster dreckig machen können –, also tat er es natürlich jetzt, um zu lesen, solange er auf seinen Vater wartete.

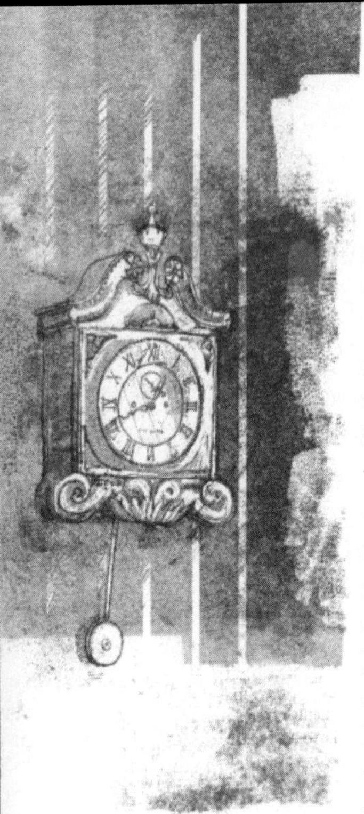

Er ließ sich auf das Sofa plumpsen, dessen geschwungene hölzerne Beine so dünn waren, dass es so aussah, als hätte es hochhackige Schuhe an. Gegenüber stand eine Vitrine, in der seine Großmutter Teller auf extra Ständern aufbewahrte und Teetassen mit so vielen Schnörkeln, dass es Conor ein Rätsel war, wie man daraus trinken sollte, ohne sich in die Lippe zu schneiden. Über dem Kaminsims hing Grandmas kostbare Uhr, die niemand außer ihr je berühren durfte. Sie war ein Erbstück ihrer Mutter, und Grandma hatte jahrelang damit gedroht, ihren Wert in der Antiques Roadshow bestimmen zu lassen. Die Uhr hatte ein richtiges Pendel, das hin und her schwang, und schlug sogar alle fünfzehn Minuten, und zwar so laut, dass man erschrak, wenn man gerade nicht damit rechnete. Der ganze Raum glich einem Museum, in dem gezeigt wurde, wie die Menschen früher gelebt hatten. Es gab nicht einmal einen Fernseher. Der war in der Küche und wurde so gut wie nie eingeschaltet.

Er las. Was hätte er sonst tun sollen?

Connor hatte gehofft, noch vor dem Abflug seines Vaters mit ihm telefonieren zu können, doch wegen all der Besuche im Krankenhaus und des Zeitunterschieds und der praktischen Migräneanfälle seiner neuen Frau würde Conor nun einfach warten müssen, bis sein Vater auftauchte.

Wann immer das sein würde. Conor sah auf die Pendeluhr. Zwölf Uhr zweiundvierzig. In drei Minuten würde sie schlagen.

Drei leere, ruhige Minuten.

Er merkte, dass er nervös war. Es war sehr lange her, dass er seinen Vater zuletzt leibhaftig vor sich gesehen hatte. Ob er sich verändert hatte? Ob *Conor* sich verändert hatte?

Und dann waren da noch die anderen Fragen. Warum kam er jetzt? Sicher, Mum sah nicht besonders gut aus, nach fünf Tagen im Krankenhaus sogar schlechter als vorher, aber sie war immer noch zuversichtlich, was ihre neuen Medikamente anging. Weihnachten war erst in einigen Monaten, Conors Geburtstag schon vorbei. Warum also jetzt?

Er blickte auf den Boden, in dessen Mitte ein sehr teurer, dem Anschein nach sehr alter, ovaler Teppich lag. Er hob eine Ecke davon an und betrachtete die gebohnerten Holzdielen darunter. In einem davon war ein Astloch. Er strich mit dem Finger darüber, aber die Diele war so alt und glatt, dass man keinen Unterschied zwischen dem Astloch und dem Rest spürte.

»Bist du da drin?«, flüsterte Conor.

Als es an der Tür klingelte, erschrak er. Er sprang auf und rannte, aufgeregter, als er gedacht hätte, in die Diele. Er öffnete die Tür.

Da war sein Vater. Er sah vollkommen anders und genau wie immer aus.

»Hallo, Großer«, sagte sein Vater, mit diesem komischen Tonfall, den er sich in Amerika offenkundig angewöhnt hatte.

Conor lächelte so breit, wie er seit mindestens einem Jahr nicht mehr gelächelt hatte.

CHAMP

»Und wie kommst du klar, Champ?«, fragte sein Vater ihn, während sie darauf warteten, dass die Kellnerin ihnen ihre Pizza brachte.

»*Champ*?«, fragte Conor und hob die Augenbrauen.

»Entschuldige«, sagte sein Vater mit einem verlegenen Lächeln. »Amerikanisch ist beinahe so was wie eine andere Sprache.«

»Deine Stimme klingt jedes Mal komischer, wenn wir uns sprechen.«

»Tja, also.« Sein Vater fummelte an seinem Weinglas herum. »Es ist schön, dich zu sehen.«

Conor trank einen Schluck von seiner Cola. Mum war es wirklich nicht gut gegangen, als sein Vater und er sie besucht hatten. Zuerst hatten sie warten müssen, bis seine Großmutter mit ihr aus der Toilette kam, und dann war sie so müde gewesen, dass sie gerade mal »Hallo, mein Schatz« zu Conor und »Tag, Liam« zu seinem Vater hatte sagen können, bevor sie wieder eingeschlafen war. Sekunden später hatte seine Großmutter sie mit einem Gesichtsausdruck, dem auch sein Vater nichts entgegensetzen konnte, aus dem Zimmer gescheucht.

»Deine Mutter ist … hm«, sagte sein Vater jetzt und blinzelte in die Gegend. »Na ja, eine Kämpfernatur, nicht wahr?«

Conor zuckte die Schultern.

»Also, wie kommst *du* mit alldem zurecht, Con?«

»Das fragst du mich jetzt ungefähr zum hundertsten Mal«, sagte Conor.

»Entschuldige«, sagte sein Vater.

»Mir geht es *gut*«, sagte Conor. »Mum nimmt ein neues Medikament. Davon wird sie gesund werden. Sie sieht schlecht aus, aber sie hat schon früher manchmal schlecht ausgesehen. Warum tut ihr alle so, als ob …?«

Er unterbrach sich und nahm noch einen Schluck Cola.

»Du hast ja recht, Großer«, sagte sein Vater. »Du hast absolut recht.« Er drehte langsam sein Weinglas auf dem Tisch. »Trotzdem«, sagte er. »Du wirst tapfer sein müssen, Con. Sehr, sehr tapfer.«

»Du klingst wie ein amerikanischer Soapstar.«

Sein Vater lachte leise. »Deine Schwester entwickelt sich gut. Sie kann fast schon laufen.«

»*Halb*schwester«, sagte Conor.

»Ich kann's kaum erwarten, dass du sie kennenlernst«, sagte sein Vater. »Du musst uns bald besuchen kommen. Vielleicht sogar schon dieses Weihnachten. Wie fändest du das?«

Conor sah seinem Vater in die Augen. »Und Mum?«

»Ich habe mit deiner Großmutter darüber gesprochen. Sie schien es für keine schlechte Idee zu halten, solange du rechtzeitig zum nächsten Schulhalbjahr zurück wärst.«

Conor fuhr mit der Hand an der Tischkante entlang. »Dann wäre es also nur ein Besuch?«

»Wie meinst du das?«, fragte sein Vater. Es klang erstaunt. »Ein Besuch im Gegensatz zu …« Er verstummte, und Conor wusste, dass ihm klar geworden war, was er meinte. »Conor –«

Aber Conor wollte plötzlich nicht, dass er weitersprach. »Ich kriege in letzter Zeit manchmal Besuch von einem Baum«, sagte er schnell und fing an, das Etikett von der Colaflasche abzupulen. »Er kommt nachts zum Haus und erzählt mir Geschichten.«

Sein Vater blinzelte irritiert. »Was?«

»Ich dachte zuerst, es wäre ein Traum«, sagte Conor und kratzte mit dem Daumennagel am Etikett, »aber dann hab ich immer wieder Nadeln im Zimmer gefunden, wenn ich morgens aufwachte, und kleine Bäume, die aus dem Fußboden wuchsen. Ich habe sie alle versteckt, damit niemand etwas bemerkt.«

»Conor –«

»Zu Grandmas Haus ist er noch nicht gekommen. Vielleicht wohnt sie zu weit weg –«

»Wovon redest –?«

»Aber wenn es nur ein Traum ist, spielt das doch eigentlich keine Rolle, oder? Warum sollte ein Traum nicht quer durch die Stadt laufen können? Wenn er so alt wie die Erde und so groß wie das Universum ist –«

»Conor, *hör auf* damit –«

»*Ich möchte nicht bei Grandma leben*«, sagte Conor, und seine Stimme war auf einmal so belegt, dass er daran zu ersticken meinte. Er blickte unentwegt auf das Colaflaschenetikett, während er mit dem Daumennagel weiter an dem feuchten Papier schabte. »Warum kann ich nicht bei dir leben? Warum kann ich nicht mit nach Amerika kommen?«

Sein Vater leckte sich die Lippen. »Du meinst, wenn –«

»Grandmas Haus ist ein Alte-Damen-Haus«, sagte Conor.

Sein Vater stieß erneut ein kleines Lachen aus. »Das werde ich ihr sagen – dass du sie als alte Dame bezeichnet hast.«

»Man darf nichts anfassen und nirgendwo sitzen«, sagte Conor. »Man darf nicht mal zwei Sekunden lang irgendwo was rumliegen lassen. Und Internet hat sie nur draußen in ihrem Büro, wo ich nicht reindarf.«

»Über solche Dinge können wir bestimmt mit ihr reden. Es gibt ganz bestimmt noch einiges, was wir tun können, damit du dich bei ihr wohlfühlst.«

»Ich *will* mich bei ihr nicht wohlfühlen!«, sagte Conor ziemlich laut. »Ich will mein eigenes Zimmer in meinem eigenen Zuhause haben.«

»Das hättest du in Amerika nicht«, sagte sein Vater. »Wir haben kaum Platz genug für uns drei, Con. Deine Großmutter hat viel mehr Geld und Platz als wir. Außerdem gehst du hier zur Schule, deine Freunde sind hier, dein ganzes *Leben* ist hier. Es wäre unfair, dich aus alldem einfach rauszureißen.«

»Unfair gegenüber wem?«, fragte Conor.

Sein Vater seufzte. »Das meinte ich vorhin«, sagte er. »Das meinte ich, als ich gesagt habe, du wirst tapfer sein müssen.«

»Das sagen alle«, erwiderte Conor. »Als ob das irgendwas bedeutet.«

»Entschuldige«, sagte sein Vater. »Ich weiß, dass es dir unfair vorkommt, und ich wünschte, es wäre anders –«

»Wirklich?«

»*Natürlich.*« Sein Vater beugte sich zu ihm. »Aber so ist es am besten. Du wirst schon sehen.«

Conor schluckte, ohne seinem Vater in die Augen zu schauen. Dann schluckte er noch einmal.

»Können wir weiter darüber reden, wenn es Mum besser geht?«

Sein Vater lehnte sich langsam zurück. »Natürlich können wir das, Buddy. Genau so werden wir es machen.«

Conor sah ihn an. »*Buddy*?«

Sein Vater lächelte. »Entschuldige.« Er hob sein Weinglas und trank es in einem Zug leer. Er setzte es wieder ab und sah Conor fragend an. »Was war das, was du da vorhin von einem Baum erzählt hast?«

Doch in dem Moment kam die Kellnerin und sie warteten stumm ab, bis sie die Teller vor sie hingestellt hatte. Conor betrachtete mit gerunzelter Stirn seine Pizza. »Americano«, sagte er. »Ich frag mich, ob sie wohl so klingen würde wie du, wenn sie sprechen könnte.«

AMERIKANER BEKOMMEN NICHT VIEL URLAUB

»Sieht nicht so aus, als ob deine Großmutter schon zu Hause wäre«, sagte Conors Vater, als er den Mietwagen vor dem Haus parkte.

»Sie fährt manchmal wieder ins Krankenhaus, wenn ich im Bett bin«, sagte Conor. »Die Schwestern lassen sie da auf einem Stuhl schlafen.«

Sein Vater nickte. »Vielleicht mag sie mich nicht«, sagte er, »aber das heißt nicht, dass sie ein schlechter Mensch ist.«

Conor starrte durchs Fenster zum Haus. »Wie lange bleibst du hier?«, fragte er. Er hatte sich bisher vor dieser Frage gescheut.

Sein Vater stieß einen langen Seufzer aus, die Art von Seufzer, die eine schlechte Nachricht ankündigt. »Nur ein paar Tage, fürchte ich.«

Conor wandte sich ihm zu. »*So kurz?*«

»Amerikaner bekommen nicht viel Urlaub.«

»Du bist kein Amerikaner.«

»Aber ich lebe jetzt dort.« Er grinste. »Du hast mich doch selbst den ganzen Abend mit meinem Akzent aufgezogen.«

»Warum bist du dann hier?«, fragte Conor. »Was soll das dann überhaupt?«

Sein Vater zögerte einen Moment, bevor er antwortete.

»Weil deine Mum mich darum gebeten hat.« Er schien noch etwas hinzufügen zu wollen, tat es aber nicht.

Auch Conor sagte nichts.

»Aber ich komme wieder«, fuhr sein Vater fort. »Wenn es nötig ist, weißt du.« Dann wurde sein Ton fröhlicher. »Und zu Weihnachten besuchst du uns! Das wird bestimmt lustig.«

»In deinem kleinen Haus, wo nicht genug Platz für mich ist«, sagte Conor.

»Conor –«

»Und dann fliege ich wieder ab und gehe hier zur Schule.«

»Con–«

»Warum bist du gekommen?«, fragte Conor noch einmal leise.

Sein Vater antwortete nicht. Im Wagen breitete sich ein Schweigen aus, so tief, als säßen sie auf gegenüberliegenden Seiten einer Schlucht.

Dann streckte sein Vater die Hand nach Conors Schulter aus, doch Conor wich ihm aus und zog am Türgriff, um auszusteigen.

»Conor, warte.«

Conor wartete, drehte sich aber nicht um.

»Soll ich noch bleiben, bis sie wieder da ist?«, fragte sein Vater. »Und dir Gesellschaft leisten?«

»Ich komm allein klar«, sagte Conor und stieg aus dem Auto.

Im Haus war alles still. Weshalb hätte es auch anders sein sollen?

Er war ja allein.

Er ließ sich wieder auf das teure Sofa plumpsen und hörte es knarren. Das war ein so befriedigendes Geräusch, dass er noch einmal aufstand und sich erneut hineinfallen ließ. Dann stellte er sich auf die Sitzfläche und sprang darauf herum, bis die hölzernen Beine ächzten, über den Boden schrappten und vier identische Kratzer auf dem Parkett hinterließen.

Er lächelte vor sich hin. Das war so *gut*.

Er sprang herunter und gab dem Sofa einen ordentlichen Tritt, um es noch weiter zurückzubefördern. Er atmete jetzt schwer. Sein Kopf fühlte sich ganz heiß an, fast als habe er Fieber. Er trat ein weiteres Mal kräftig gegen das Sofa.

Dann blickte er hoch und sah die Uhr.

Grandmas wertvolle Uhr über dem Kaminsims, deren Pendel hin und her schwang, immer hin und her, als führte sie ein Eigenleben und scherte sich gar nicht um Conor.

Langsam, mit geballten Fäusten, ging er auf sie zu. Gleich würde sie auf ihrem Weg zur vollen Stunde neun Mal *ding-dong* machen …

Conor stand da, bis der Sekundenzeiger ganz herumgewandert war und die Zwölf erreicht hatte. Gerade als das erste *Ding-Dong* ertönen wollte, packte er das Pendel mitten im Schwung.

Er konnte das Uhrwerk jammern hören, als das *D…* des abgebrochenen *Ding* in der Luft hängen blieb. Mit der freien Hand schob Conor Minuten- und Sekundenzeiger von der Zwölf weiter vorwärts. Sie sträubten sich, aber er drückte noch kräftiger dagegen, bis es laut *krrk!* machte, und das klang nicht besonders gut. Was immer die beiden Zeiger zurückgehalten hatte, löste sich plötzlich und Conor drehte sie herum bis zum Stundenzeiger, nahm auch ihn mit und hörte weitere abgebrochene *Dings* und gequälte *Krrk*geräusche aus den Tiefen des hölzernen Kastens.

Er merkte, wie sich Schweißperlen auf seiner Stirn sammelten, und seine Brust schien vor Hitze zu glühen.

– fast wie in dem Albtraum, das gleiche fiebrige Gefühl, als ob die Welt aus ihren Angeln glitt, nur dass diesmal er derjenige war, der die Regeln bestimmte, diesmal war er der Albtraum –

Der Sekundenzeiger, der dünnste der drei, brach plötzlich ganz vom Zifferblatt ab, kam einmal auf dem Boden auf und verschwand dann in hohem Bogen in der Asche des Kamins.

Conor ließ das Pendel los und machte schnell einen Schritt nach hinten. Es fiel in seine Ausgangsposition zurück, fing aber nicht wieder an zu schwingen. Die Uhr gab auch nicht mehr ihr übliches Surren und Ticken von sich und ihre Zeiger schienen festgefroren.

Uhh.

Conors Magen zog sich zusammen, als ihm klar wurde, was er getan hatte.

O nein, dachte er.

O *nein*.

Er hatte sie kaputt gemacht.

Eine Uhr, die wahrscheinlich mehr wert war als das ganze ramponierte Auto seiner Mutter.

Seine Großmutter würde ihn umbringen, ihn vielleicht sogar wirklich, *buchstäblich* umbringen –

Da fiel es ihm auf.

Die Stunden- und Minutenzeiger waren auf einer bestimmten Uhrzeit stehen geblieben.

00:07.

Richtige Zerstörung sieht anders aus, sagte das Monster hinter ihm.

Conor wirbelte herum. Irgendwie, auf irgendeinem Weg, war das Monster ins Wohnzimmer seiner Großmutter gekommen. Es war natürlich viel zu groß dafür und musste sich ganz, ganz tief bücken, damit es überhaupt hineinpasste. Seine Äste und Nadeln schoben sich dichter und dichter zusammen, um es kleiner zu machen – aber es war hier, und füllte jede Ecke des Raums aus.

Es ist die Art von Zerstörung, die ich von einem ***Jungen*** *erwarten würde,* sagte es, und sein Atem blies Conor die Haare aus dem Gesicht.

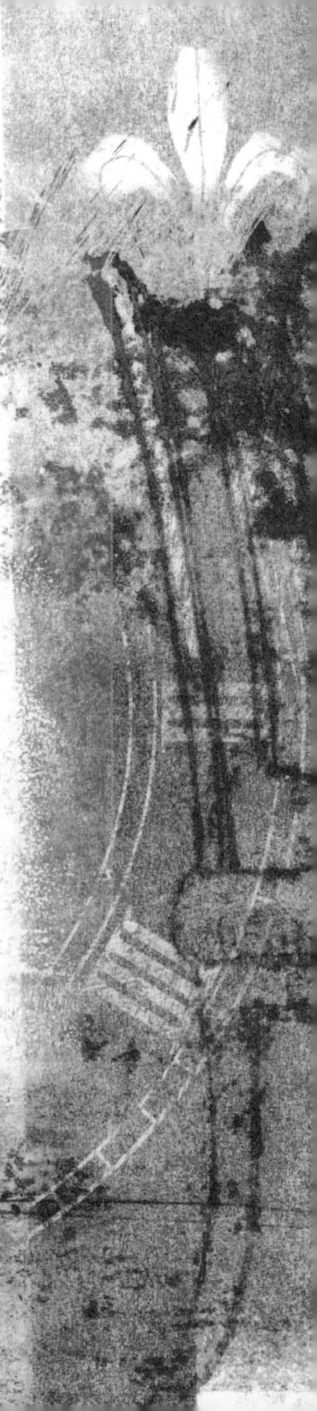

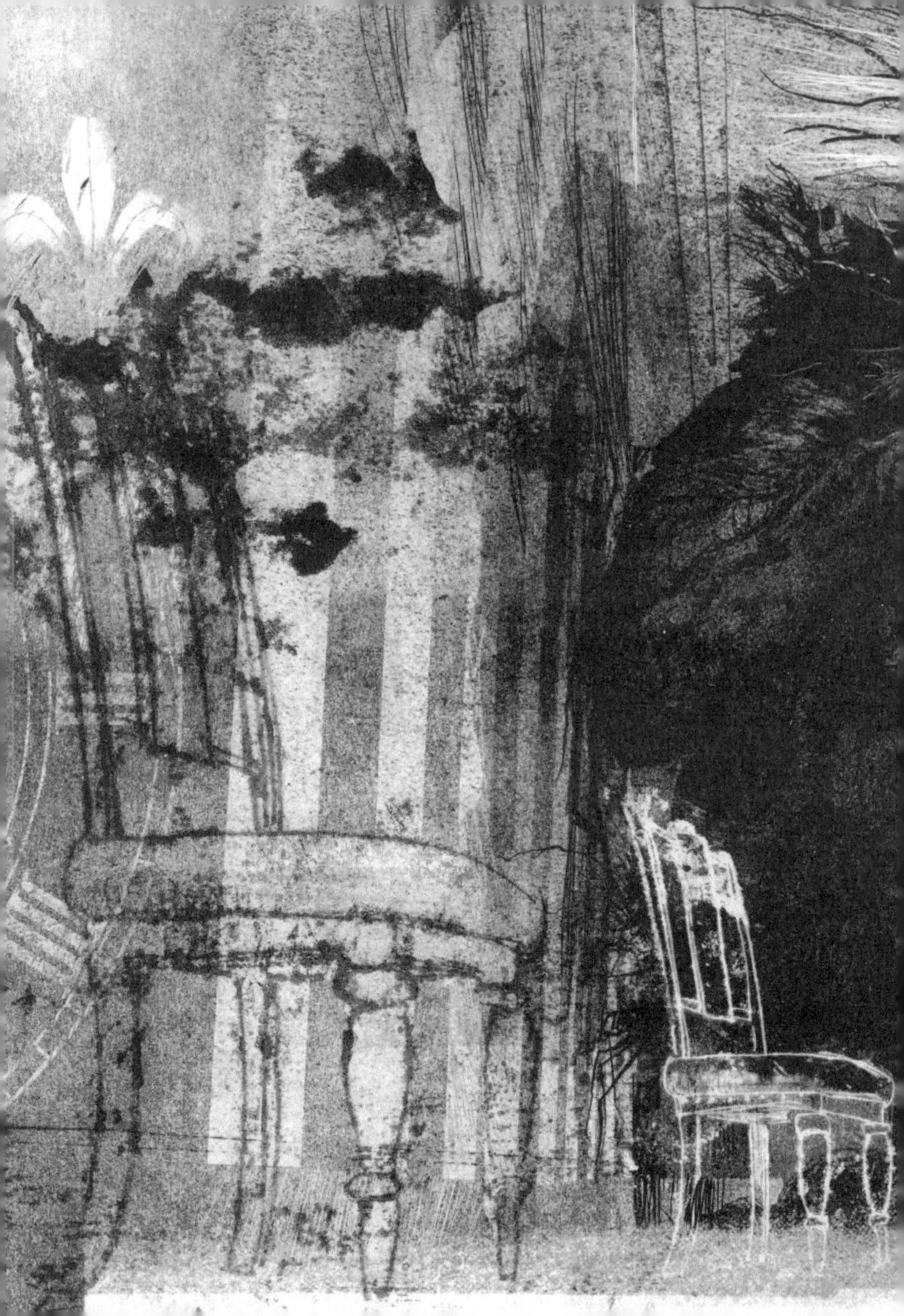

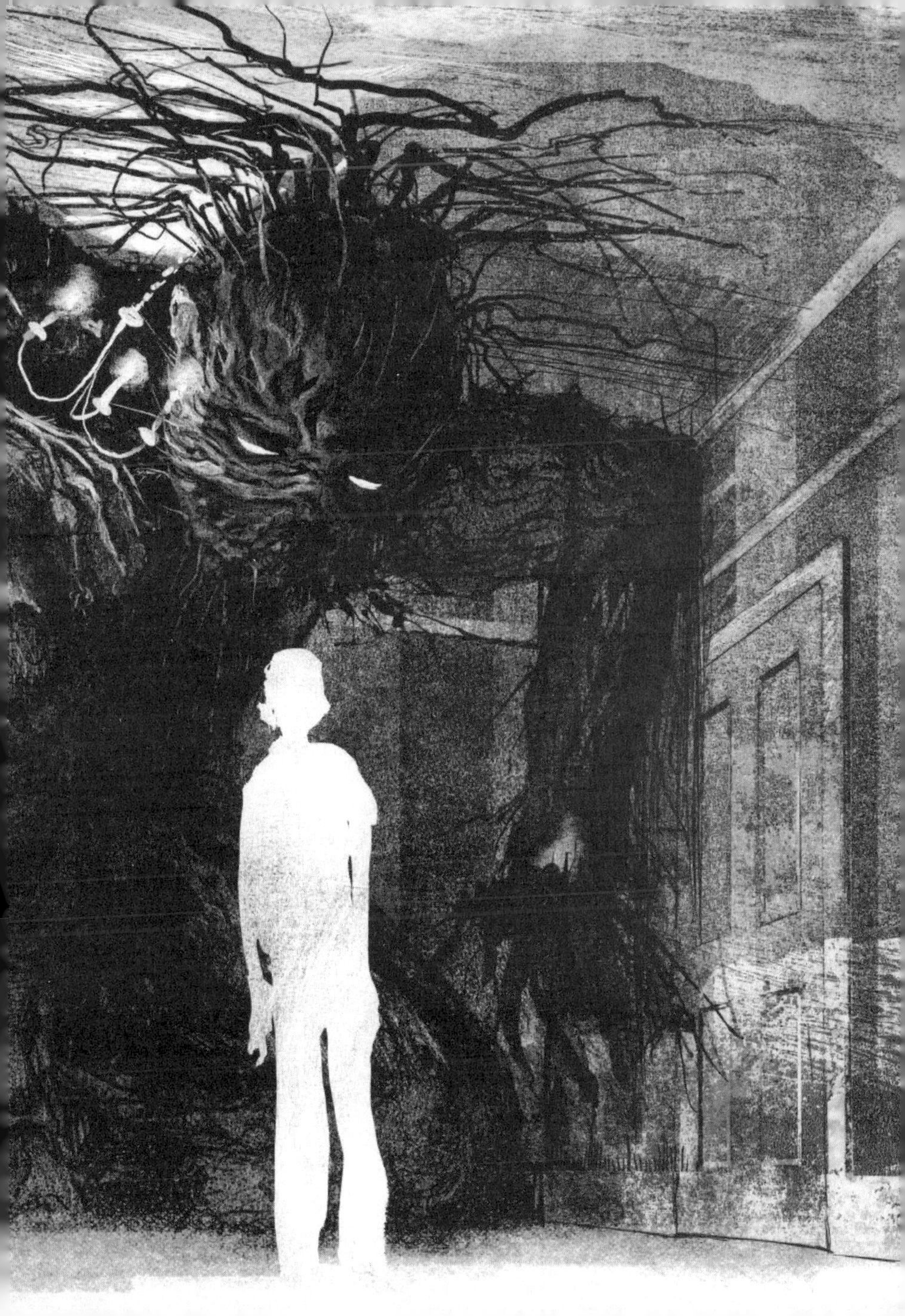

»Was machst du hier?«, fragte Conor. Schlagartig keimte Hoffnung in ihm auf. »Schlafe ich? Ist das ein Traum? Wie in der Nacht, als du mein Fenster zerbrochen hast und ich aufgewacht bin und –«

Ich bin gekommen, um dir die zweite Geschichte zu erzählen, sagte das Monster.

Conor schnaubte ärgerlich und blickte sich zu der zerstörten Uhr um. »Ist sie so schlecht wie die erste?«, fragte er abgelenkt.

Sie endet mit richtiger Zerstörung, falls du das meinst.

Conor wandte sich wieder dem Monster zu. Dessen Gesicht hatte sich inzwischen zu jenem boshaften Grinsen verzogen, das Conor bereits kannte.

»Ist es wieder so eine gemeine Geschichte?«, fragte Conor. »Die nachher völlig anders ausgeht, als man erwartet?«

Nein, sagte das Monster. *Sie handelt von einem Mann, der immer nur an sich selbst dachte.* Wieder grinste das Monster und sah dabei noch bösartiger aus. *Und der sehr, sehr hart dafür bestraft wird.*

Einen Moment lang stand Conor heftig atmend da und dachte an die kaputte Uhr, an die Kratzer auf dem Parkett, an die giftigen Beeren, die von dem Monster auf den sauberen Fußboden seiner Großmutter fielen.

Er dachte an seinen Vater.

»Okay, ich höre zu«, sagte Conor.

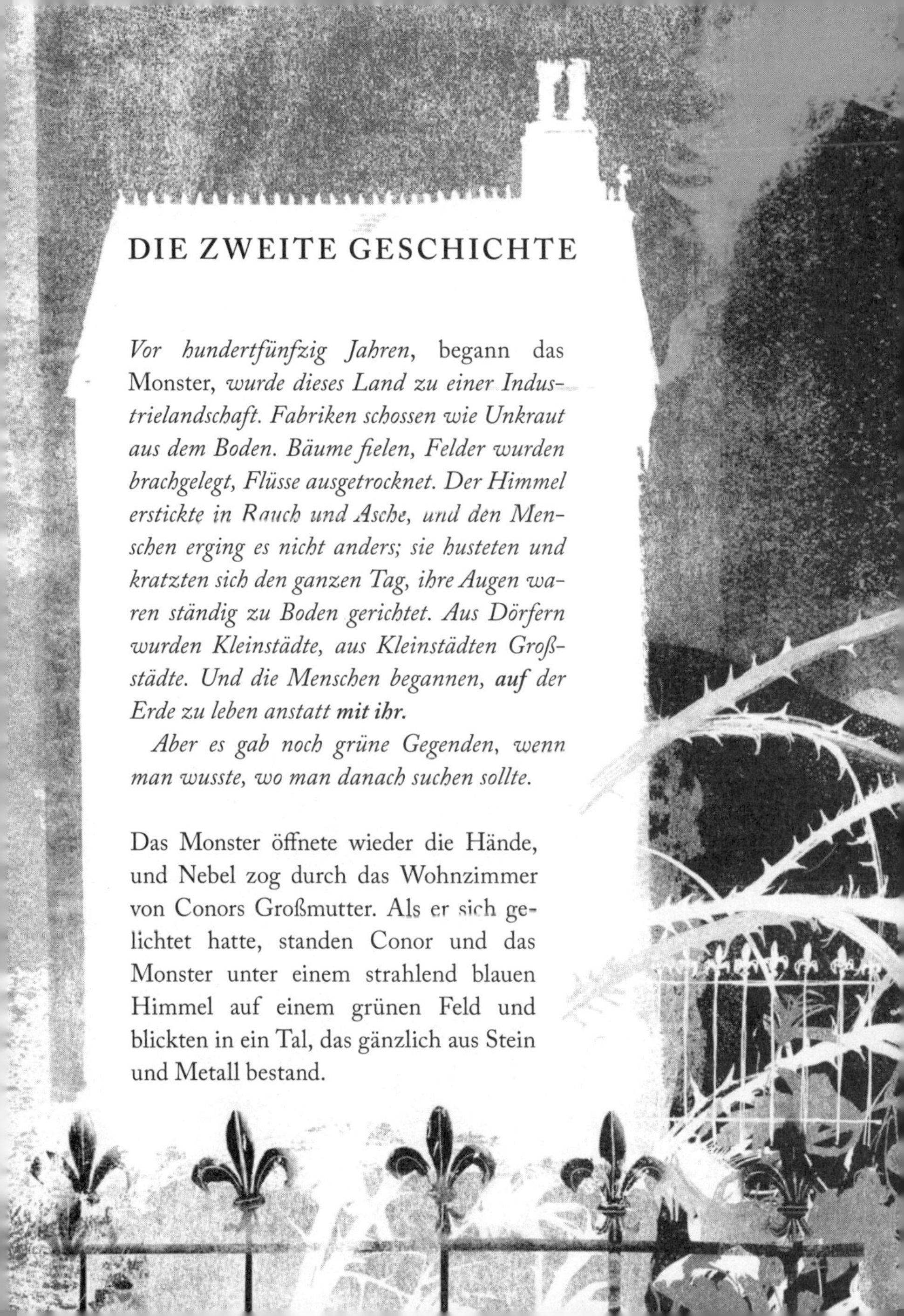

DIE ZWEITE GESCHICHTE

Vor hundertfünfzig Jahren, begann das Monster, *wurde dieses Land zu einer Industrielandschaft. Fabriken schossen wie Unkraut aus dem Boden. Bäume fielen, Felder wurden brachgelegt, Flüsse ausgetrocknet. Der Himmel erstickte in Rauch und Asche, und den Menschen erging es nicht anders; sie husteten und kratzten sich den ganzen Tag, ihre Augen waren ständig zu Boden gerichtet. Aus Dörfern wurden Kleinstädte, aus Kleinstädten Großstädte. Und die Menschen begannen,* ***auf*** *der Erde zu leben anstatt* ***mit ihr.***

Aber es gab noch grüne Gegenden, wenn man wusste, wo man danach suchen sollte.

Das Monster öffnete wieder die Hände, und Nebel zog durch das Wohnzimmer von Conors Großmutter. Als er sich gelichtet hatte, standen Conor und das Monster unter einem strahlend blauen Himmel auf einem grünen Feld und blickten in ein Tal, das gänzlich aus Stein und Metall bestand.

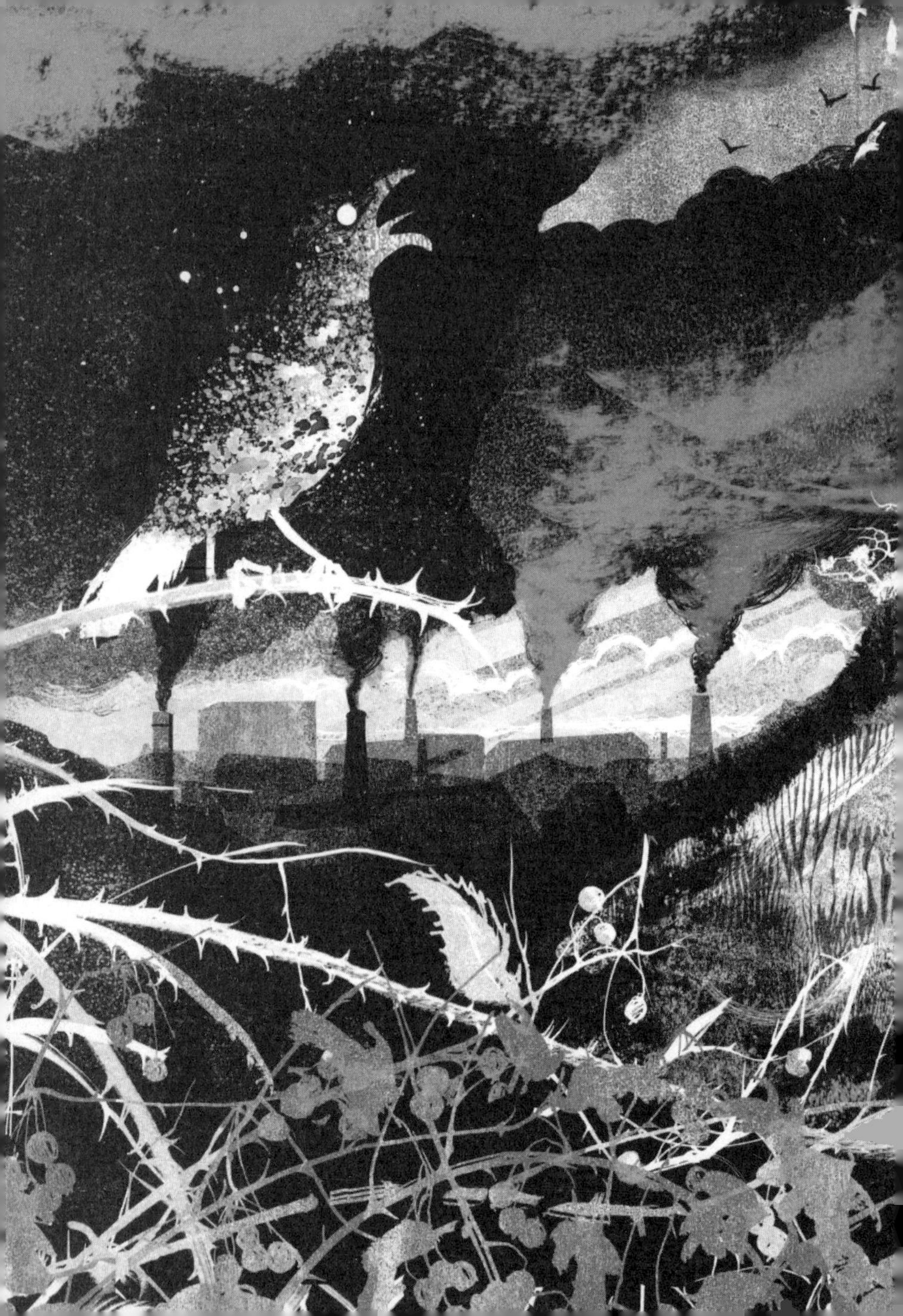

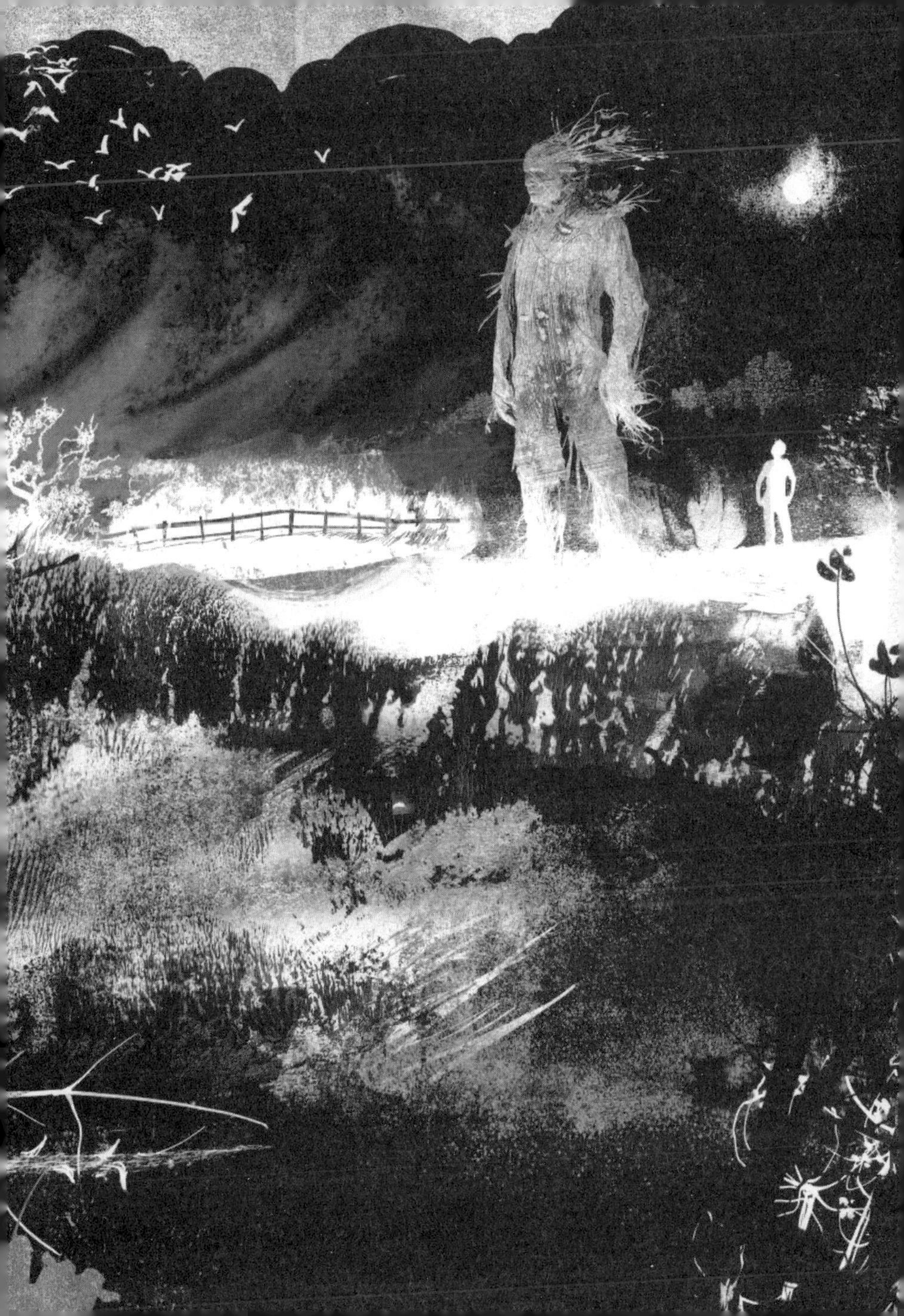

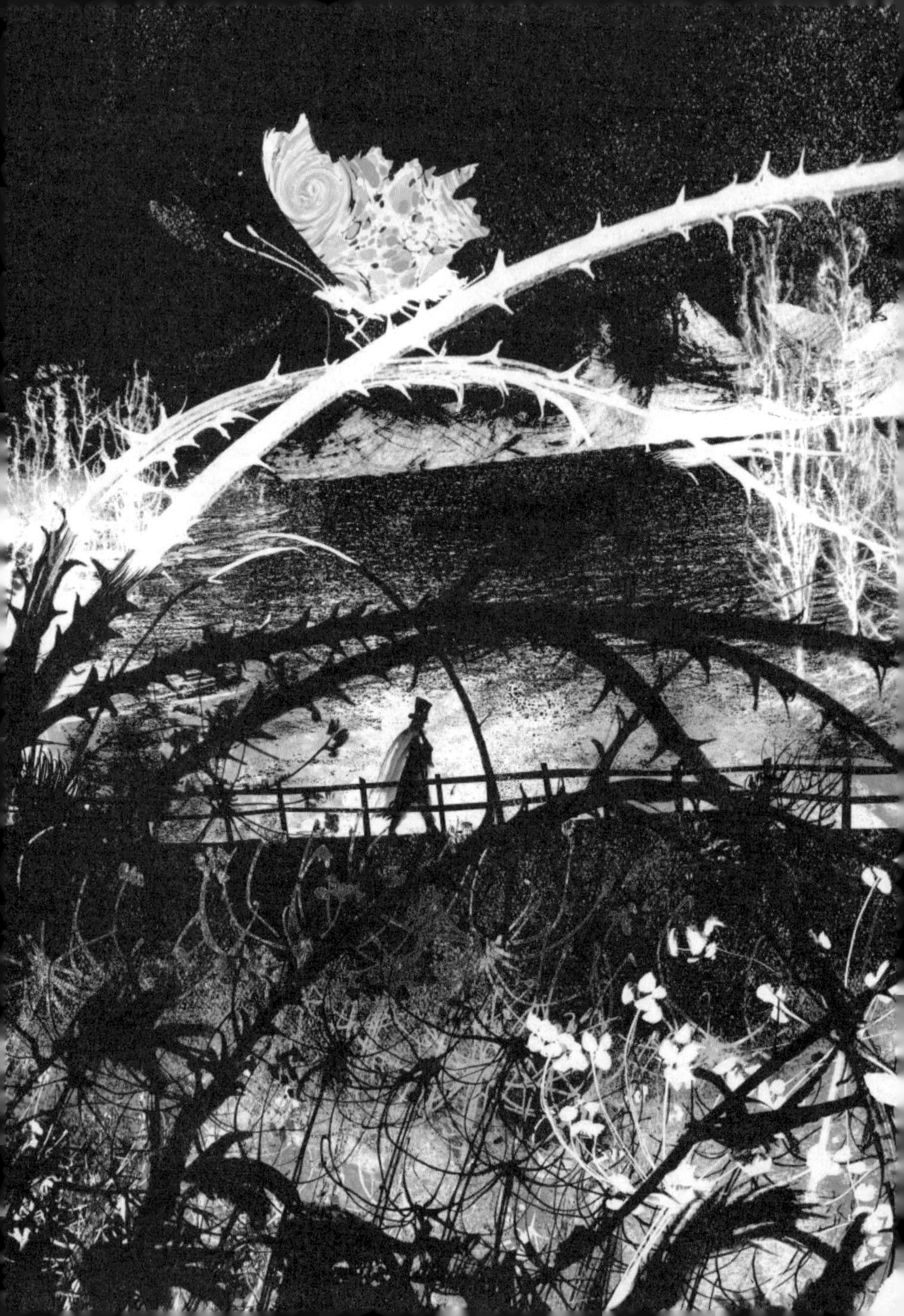

»Also träume ich *doch*«, sagte Conor.

Still, sagte das Monster. *Da kommt er.* Und Conor sah einen missmutig wirkenden Mann in einem schweren schwarzen Gewand und mit einer tiefen, tiefen Falte zwischen den Augen den Hügel zu ihnen heraufsteigen.

Am Rande dieser grünen Gegend lebte ein Mann. Sein Name ist nicht wichtig, weil ihn nie jemand benutzte. Die Dorfbewohner nannten ihn immer nur den Alchemisten.

»Den was?«, fragte Conor.

Den Alchemisten, sagte das Monster.

»Den was?«

Alchemist war eine – schon damals – altmodische Bezeichnung für einen Chemiker.

»Ach so«, sagte Conor. »Warum hast du das nicht gleich gesagt?«

Aber der Name war wohlverdient, denn Alchemisten waren traditionsverbunden und praktizierten auch die althergebrachten Methoden der Medizin. Mit Kräutern und Baumrinden und Gebräuen aus Beeren und Blättern.

»Das macht Dads neue Frau auch«, sagte Conor, während sie zusahen, wie der Mann eine Wurzel ausgrub. »Sie hat einen Laden, in dem Kristalle verkauft werden.«

Das Monster runzelte die Stirn. *Das ist nicht annähernd das Gleiche.*

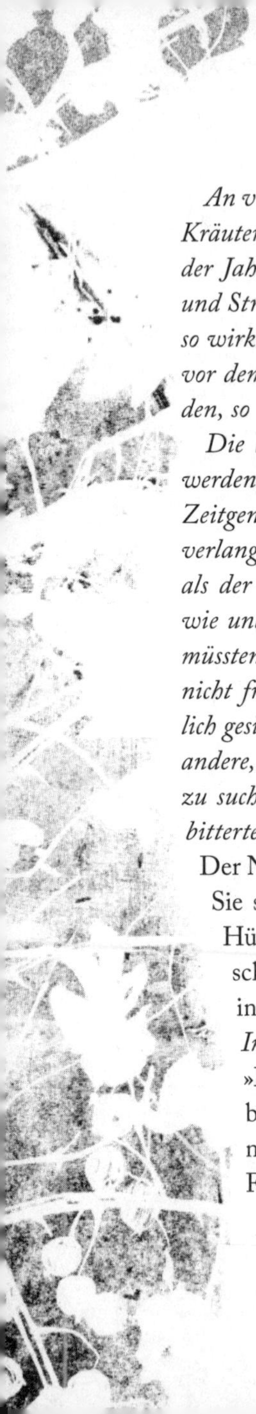

An vielen Tagen machte der Alchemist sich auf den Weg, um die Kräuter und Blätter in der Natur zu sammeln. Doch im Laufe der Jahre wurden seine Wege immer länger, weil die Fabriken und Straßen der Stadt sich verbreiteten wie die Ausschläge, die er so wirkungsvoll behandelte. Hatte er früher beim Sammeln noch vor dem morgendlichen Tee Brennnesseln und Blutwurz gefunden, so brauchte er dafür jetzt den ganzen Tag.

Die Welt veränderte sich, und das ließ den Alchemisten bitter werden. Oder besser gesagt: ***noch*** *bitterer, denn ein unangenehmer Zeitgenosse war er schon immer gewesen. Er war habgierig und verlangte zu viel für seine Behandlungen, nahm oft sogar mehr, als der Patient sich leisten konnte. Trotzdem war er erstaunt, wie unbeliebt er bei den Dorfbewohnern war, fand er doch, sie müssten ihm viel mehr Respekt entgegenbringen. Aber da er sie nicht freundlich behandelte, waren sie ihm auch nicht freundlich gesinnt, und im Lauf der Zeit begannen seine Patienten sich andere, modernere Heilmittel von anderen, moderneren Heilern zu suchen. Was den Alchemisten natürlich nur noch mehr verbitterte.*

Der Nebel hüllte sie wieder ein, und die Szene wandelte sich. Sie standen jetzt auf einer Wiese oben auf einem kleinen Hügel. Nicht weit vor ihnen lag ein Pfarrhaus und zwischen ein paar neuen Grabsteinen ragte eine große Eibe in die Höhe.

Im Dorf des Alchemisten lebte auch ein Pfarrer –

»Das ist doch der Hügel hinter unserem Haus«, unterbrach Conor das Monster. Er sah sich um, aber es gab noch keine Bahngleise, keine Häuserreihen, nur ein paar Fußwege und ein schmutziges Flussbett.

Der Pfarrer hatte zwei Töchter, fuhr das Monster fort, *die das Licht seines Lebens waren.*

Zwei kleine Mädchen kamen kreischend aus dem Pfarrhaus gerannt, kicherten und lachten und bewarfen sich mit Händen voll Gras. Sie liefen um den Stamm der Eibe herum und versteckten sich voreinander.

»Das bist du«, sagte Conor und zeigte auf den Baum, der fürs Erste nur ein Baum war.

Ja genau, auf dem Pfarrhausgrundstück wuchs auch eine Eibe, sagte das Monster. *Und zwar eine sehr hübsche Eibe.*

»Du musst es ja wissen …«, sagte Conor.

Nun, der Alchemist war ganz versessen auf diese Eibe.

»Ja?«, fragte Conor. »Warum denn das?«

Das Monster machte ein erstauntes Gesicht. *Die Eibe ist der wichtigste von allen heilenden Bäumen,* sagte es. *Sie lebt Tausende von Jahren. Ihre Beeren, ihre Rinde, ihre Nadeln, ihr Saft, ihr Mark, ihr Holz, alles braust und brennt und brodelt vor Leben. Sie kann praktisch jedes Leiden heilen, das den Menschen befällt, wenn nur der richtige Alchemist sich daranmacht, die Stoffe zu mischen und anzuwenden.*

Conor runzelte die Stirn. »Das denkst du dir aus.«

Das Monster zog ein fuchsteufelswildes Gesicht. *Du wagst es, mich anzuzweifeln, Junge?*

»Nein«, sagte Conor, vor dem Zorn des Monsters zurückweichend. »Ich hab nur noch nie was davon gehört.«

Das Monster sah ihn noch einen Moment länger ärgerlich an, bevor es mit der Geschichte fortfuhr.

Um diese Dinge von dem Baum zu bekommen, hätte der Alchemist ihn fällen müssen. Und das wollte der Pfarrer nicht erlauben.

Die Eibe hatte schon lange auf diesem Hügel gestanden, bevor er für die Kirche ausersehen wurde. Einen Friedhof gab es bereits und ein neues Kirchengebäude war in Planung. Die Eibe würde die Kirche vor den schweren Regenfällen und dem schlimmsten Unwetter schützen, und der Pfarrer – egal wie oft der Alchemist fragte, und er fragte sehr oft – ließ den Alchemisten nicht einmal in die Nähe des Baums kommen.

Der Pfarrer war nämlich ein aufgeklärter Mann und ein gütiger dazu.

Er wollte das Allerbeste für seine Gemeinde, wollte sie aus den dunklen Zeiten des Aberglaubens und der Hexerei herausführen. Deshalb predigte er auch gegen die überkommenen Methoden des Alchemisten und er stieß damit wegen dessen Übellaunigkeit und Habgier auf offene Ohren. Und das Gewerbe des Alchemisten schrumpfte noch weiter.

Doch dann, eines Tages, steckten sich die Töchter des Pfarrers nacheinander mit einer Krankheit an, die das ganze Land heimsuchte.

Der Himmel verdunkelte sich, und Conor konnte eine der Töchter im Pfarrhaus husten hören, hörte auch die lauten Gebete des Pfarrers und das Schluchzen der Pfarrersfrau.

Nichts von dem, was der Pfarrer tat, zeigte Wirkung. Kein Gebet, kein Heilverfahren des Arztes zwei Dörfer weiter, keiner der Heiltränke, die seine Gemeindeglieder ihm scheu und heimlich brachten. Nichts. Die Töchter siechten dahin und waren dem Tode nah. Schließlich gab es keine andere Möglichkeit mehr, als sich an den Alchemisten zu wenden. Der Pfarrer schluckte seinen Stolz herunter und ging zu ihm, um ihn um Vergebung zu bitten.

»Kannst du meinen Töchtern nicht helfen?«, fragte der Pfarrer und sank vor der Haustür des Alchemisten auf die Knie. »Wenn nicht um meinet-, so um meiner zwei unschuldigen Mädchen willen.«

»Warum sollte ich?«, fragte der Alchemist. »Du hast mit deinen Predigten mein Gewerbe zerstört. Du hast mir den Zugang zur Eibe verweigert, meiner besten Heilquelle. Du hast dieses Dorf gegen mich aufgebracht.«

»Du kannst die Eibe haben«, sagte der Pfarrer. »Ich werde Predigten zu deinen Gunsten halten. Ich werde meine Gemeindeglieder mit jedem Leiden zu dir schicken. Du bekommst, was du willst, wenn du nur meine Töchter rettest.«

Der Alchemist war erstaunt. »Du würdest alles aufgeben, woran du geglaubt hast?«

»Ja«, sagte der Pfarrer. »Wenn ich damit meine Töchter retten könnte, würde ich alles aufgeben.«

»Dann«, sagte der Alchemist, »gibt es nichts, was ich für dich tun kann.« Und er machte dem Pfarrer die Tür vor der Nase zu.

»Was?«, sagte Conor.

Noch in derselben Nacht starben beide Töchter des Pfarrers.

»*Was?*«, sagte Conor noch einmal und das Albtraumgefühl begann sich wieder in ihm auszubreiten.

Und in dieser Nacht machte ich mich auf den Weg.

»Gut!«, rief Conor. »Der alte Schwachkopf soll die Strafe bekommen, die er verdient.«

Das fand ich auch, sagte das Monster.

Es war kurz nach Mitternacht, als ich das Haus des Pfarrers aus seinen Fundamenten riss.

DER REST DER ZWEITEN GESCHICHTE

Conor fuhr herum. »Das Haus des *Pfarrers*?«

Ja, sagte das Monster. *Ich habe das Dach in die Talsenke geschleudert und jede einzelne Wand eigenhändig zertrümmert.*

Das Pfarrhaus erhob sich noch aus der Nebelszenerie, und daneben konnte Conor die Eibe sich auf den Weg machen und als Monster grimmig auf das Pfarrhaus zustapfen sehen. Beim ersten Hieb auf das Dach flog die Eingangstür auf und der Pfarrer und seine Frau flohen in Panik. Das Monster in der Szene warf ihnen ihr Dach hinterher und verfehlte sie nur knapp.

»Was *machst* du denn da?«, sagte Conor. »Der Alche-irgendwas ist doch der Böse!«

Wirklich?, fragte das echte Monster hinter ihm.

Es krachte laut, als das andere Monster die Vorderwand des Hauses einriss.

»Natürlich ist er der Böse!«, rief Conor. »Er hat sich doch geweigert, die Töchter des Pfarrers gesund zu machen! Und daraufhin sind sie *gestorben*!«

Der Pfarrer hat sich geweigert zu glauben, dass der Alchemist ihnen helfen könnte, sagte das Monster. *Solange es ihm gut ging, hat er alles getan, um den Alchemisten zugrunde zu richten, aber als es hart auf hart kam, war er bereit, seinen Glauben über Bord zu werfen, wenn er damit seine Töchter hätte retten können.*

»Na und?«, sagte Conor. »Das würde doch jeder machen! Jeder! Was hast du denn von ihm *erwartet*?«

Ich habe erwartet, dass er dem Alchemisten die Eibe schenken würde, als der ihn zum ersten Mal darum bat.

Daraufhin war Conor einen Moment still. Es krachte erneut, als eine weitere Wand des Pfarrhauses einstürzte. »Du hättest zugelassen, dass man dich tötet?«

Ich bin viel mehr als nur ein einzelner Baum, sagte das Monster, *aber ja, ich hätte zugelassen, dass die Eibe gefällt wird. Ich hätte die Pfarrerstöchter gerettet. Und viele, viele andere auch.*

»Aber dann wäre die Eibe tot gewesen und er wäre reich geworden!«, brüllte Conor. »Er war doch böse!«

Er war zwar habgierig, unfreundlich und verbittert, aber auch ein Heiler. Und was war der Pfarrer dagegen? ***Gar nichts.*** *Glaube ist die halbe Heilung. Glaube an die Heilmittel, Glaube an die Zukunft, die einen erwartet. Und hier war ein Mann, der vom Glauben* ***lebte****, ihn aber bei der ersten Prüfung opferte, gerade in dem Moment, als er ihn am meisten gebraucht hätte. Sein Glaube war selbstsüchtig und verzagt. Und er kostete ihn das Leben seiner Töchter.*

Conor wurde noch wütender. »Du hast gesagt, dies wäre eine Geschichte ohne gemeine Tricks.«

Ich habe gesagt, es sei die Geschichte von einem Mann, der für seine Selbstsucht bestraft wurde. Und so ist es.

Vor Wut kochend, sah Conor weiter zu, wie das andere Monster das Pfarrhaus zerstörte.

Ein riesiger Monsterfuß zertrümmerte die Treppe. Ein riesiger Monsterarm holte weit aus und durchschlug die Schlafzimmerwände des Pfarrhauses.

Sag mir, Conor O'Malley, fragte das Monster hinter ihm. *Würdest du gern mitmachen?*

»Mitmachen?«, sagte Conor überrascht.

Es ist ausgesprochen befriedigend, das versichere ich dir.

Das Monster ging los, gesellte sich zu seinem anderen Ich und stampfte mit seinem Riesenfuß auf ein Sofa, das dem von Conors Großmutter nicht unähnlich war. Das Monster drehte sich zu Conor um und wartete.

Was soll ich als Nächstes für dich zerstören?, fragte es, während es direkt neben das andere Monster trat, und mit ihm zu einem einzigen, noch größeren, noch fürchterlicheren Monster verschmolz.

Ich erwarte deine Befehle, Junge, sagte es.

Conor spürte, wie sein Atem sich beschleunigte. Sein Herz raste und das Fiebergefühl befiel ihn wieder. Er zögerte einen endlosen Moment.

Dann sagte er: »Reiß den Kamin ein.«

Augenblicklich schnellte die Faust des Monsters vor und zertrümmerte den Kamin, sodass der Schornstein mit lautem Krachen einstürzte.

Immer schneller ging Conors Atem, als wäre er derjenige, der das Haus zerstörte.

»Schleudere ihre Betten weg«, sagte er.

Das Monster nahm die Betten aus den zwei dachlosen Schlafzimmern und warf sie mit solcher Kraft von sich, dass sie fast bis zum Horizont zu segeln schienen, bevor sie zu Boden krachten.

»Mach ihre Möbel kaputt!«, rief Conor. »Mach alles kaputt!«

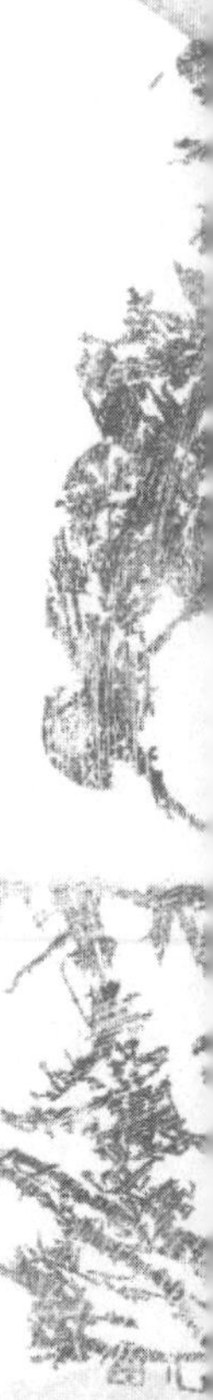

Das Monster trampelte im Innern des Hauses herum und zertrat mit befriedigenden Krach- und Knirschgeräuschen jedes Möbelstück, das es fand.

»MACH DAS GANZE DING PLATT!«, brüllte Conor, und das Monster brüllte auch und hieb mit den Fäusten auf die übrigen Wände ein. Conor rannte hin, um ihm zu helfen, hob einen heruntergefallenen Ast auf und schlug damit die Fensterscheiben ein, die noch nicht zerbrochen waren.

Dabei schrie er die ganze Zeit so laut, dass er seine eigenen Gedanken nicht mehr hören konnte, stumpfsinnig schlug er immer weiter um sich, ging vollkommen in seiner Zerstörungswut auf. Das Monster hatte recht. Es war *sehr* befriedigend.

Conor schrie, bis er heiser war, schlug zu, bis seine Arme wehtaten, brüllte, bis er vor Erschöpfung fast umfiel. Als er schließlich aufhörte, merkte er, dass das Monster ihn abseits der Trümmer schweigend beobachtete. Conor keuchte und stützte sich auf den Ast, um nicht das Gleichgewicht zu verlieren.

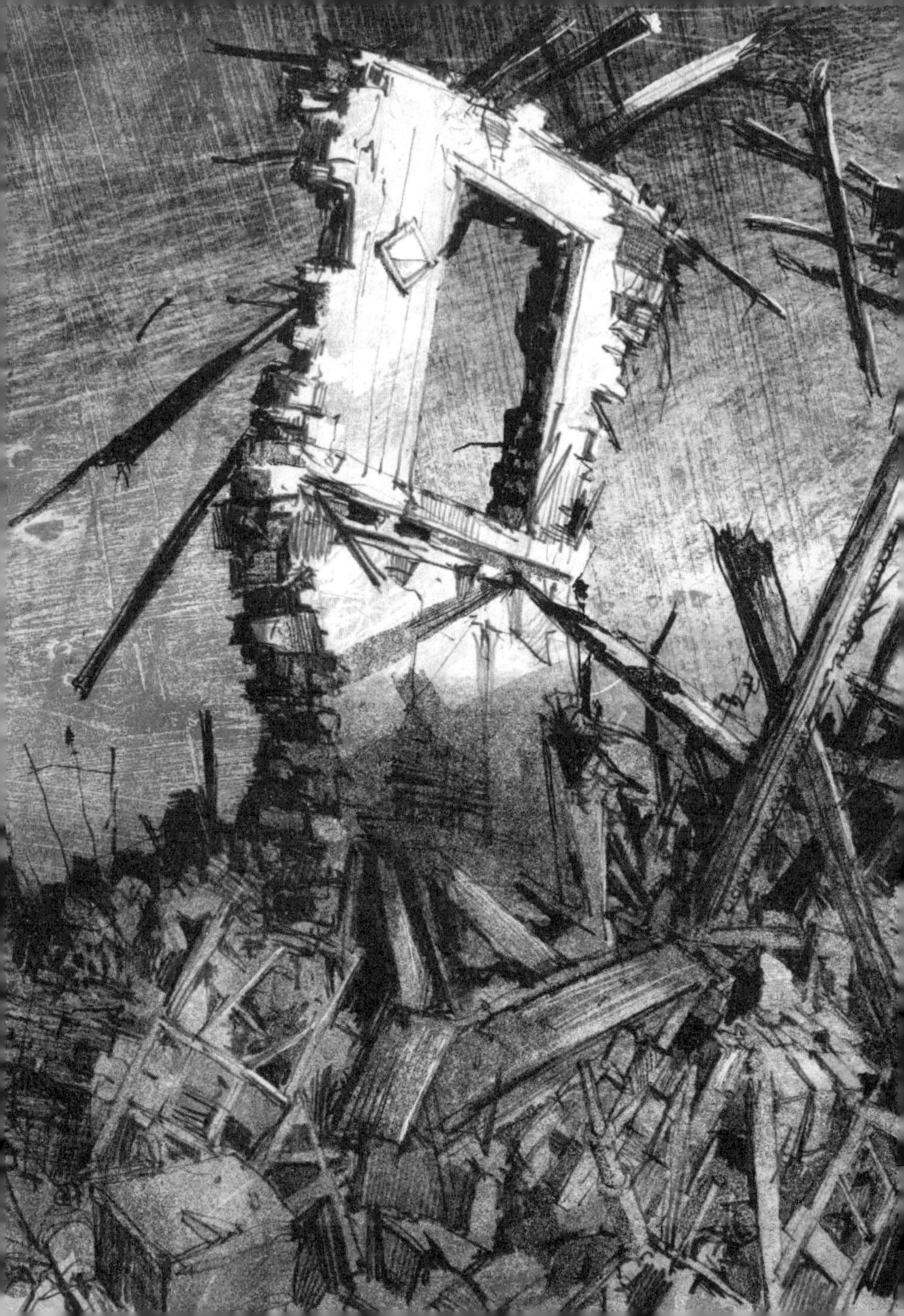

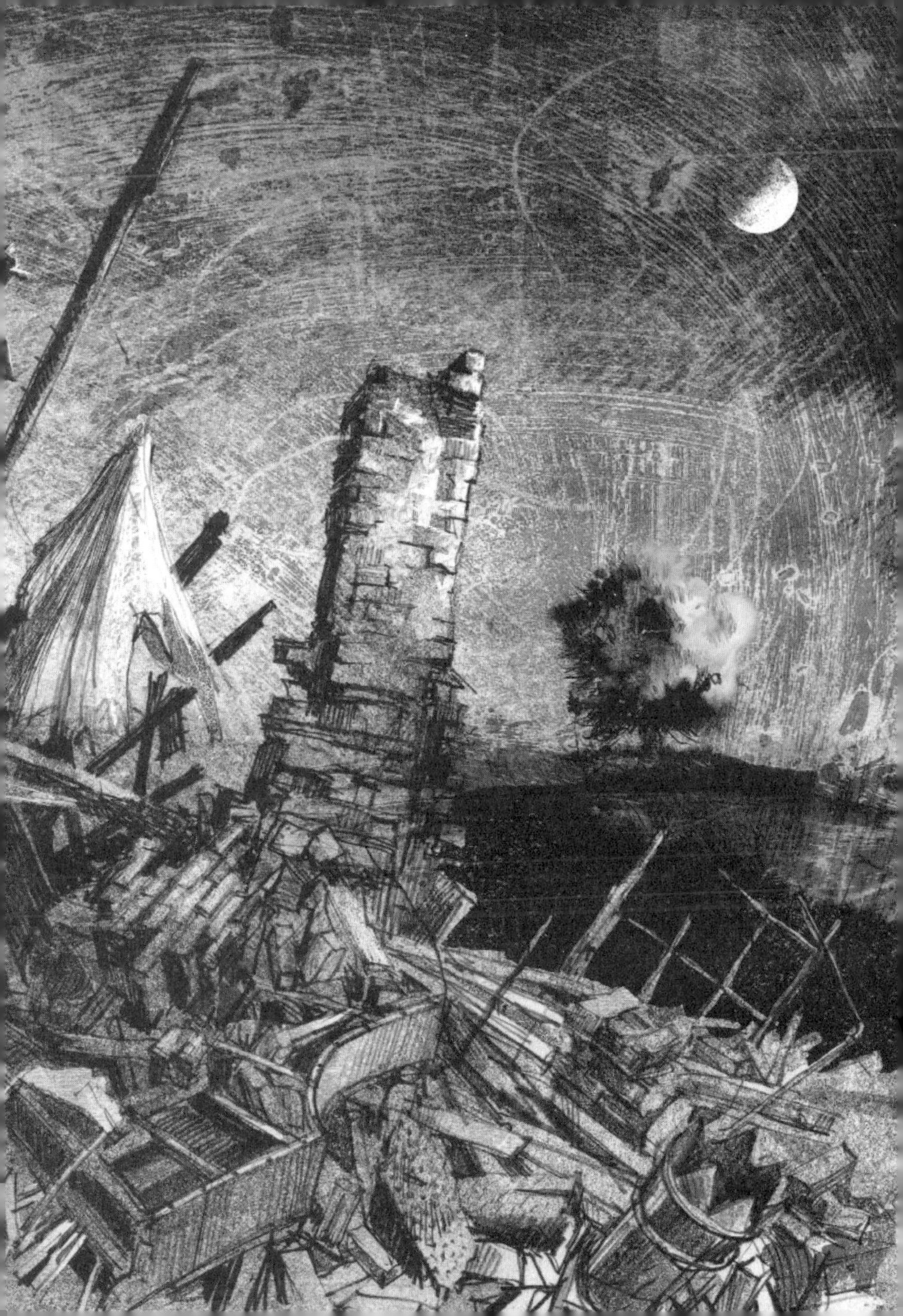

So sieht richtige Zerstörung aus, sagte das Monster.

Und plötzlich waren sie wieder im Wohnzimmer von Conors Großmutter.

Und Conor sah, dass sie praktisch jeden Quadratzentimeter davon zerstört hatten.

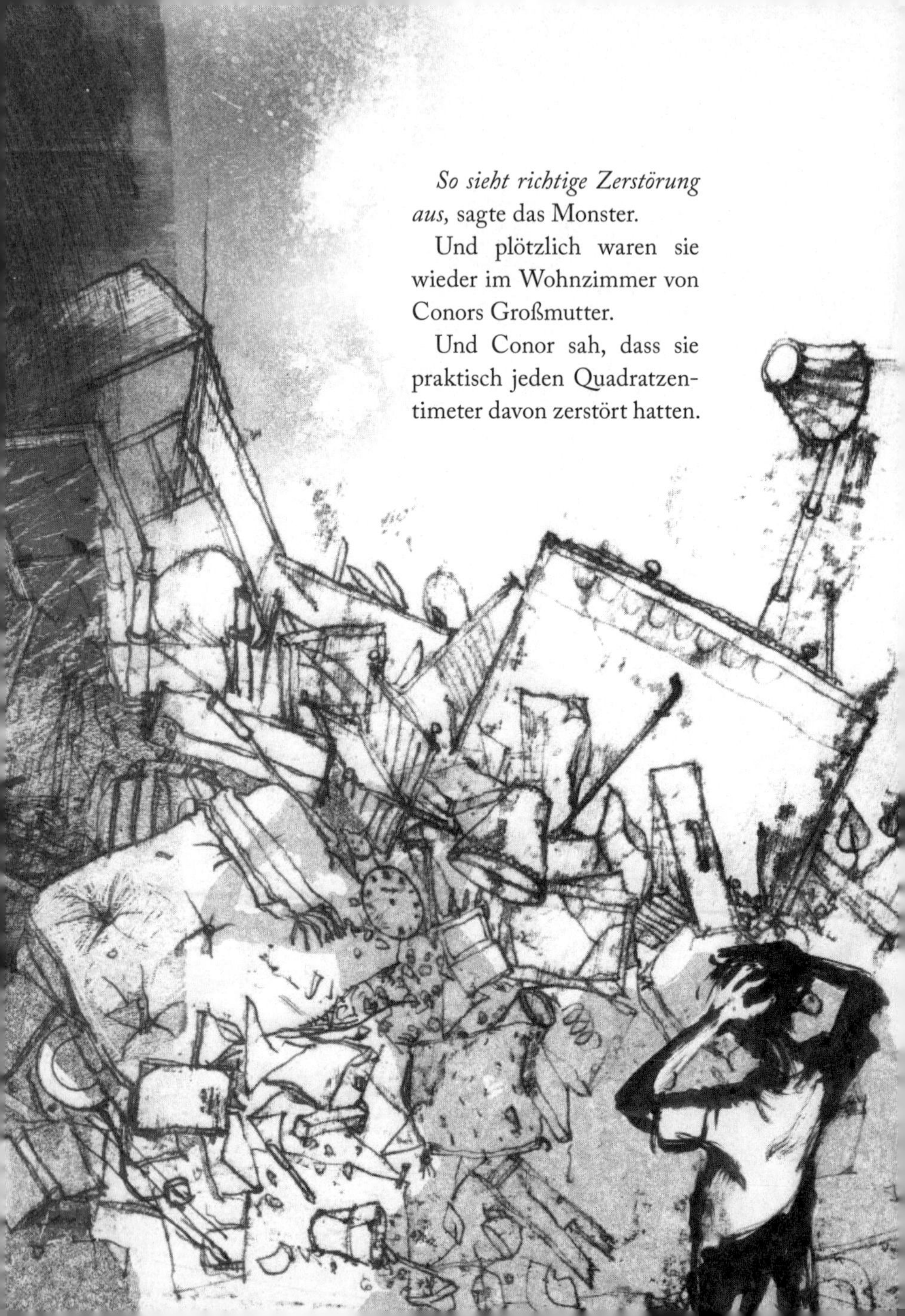

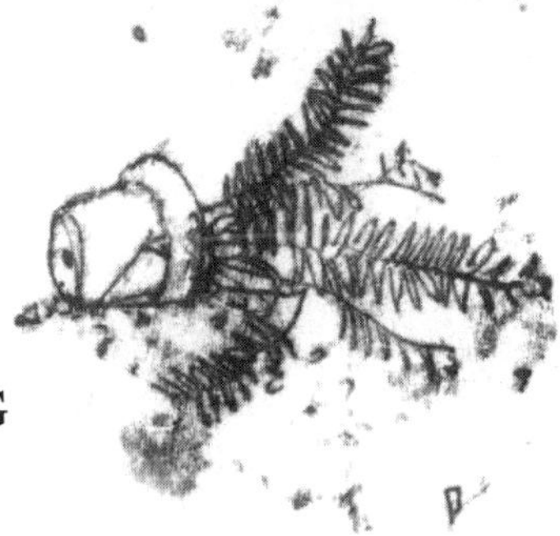

ZERSTÖRUNG

Das Sofa war in unzählige Einzelteile zerbrochen. Jedes der vier hölzernen Beine war kaputt, das Polster zerfetzt, das Füllmaterial auf dem Boden verteilt, zusammen mit den Überresten der Uhr, die heruntergekracht und in nahezu unkenntliche Stücke zerborsten war. Genau wie die Lampen und die beiden kleinen Beistelltischchen sowie das Regal unter dem großen Fenster, dessen Bücher allesamt von der ersten bis zur letzten Seite auseinandergerissen worden waren. Sogar die Tapete hing in schmutzigen, unregelmäßigen Streifen von der Wand herunter. Das Einzige, was noch stand, war die Vitrine, obwohl ihre Glastüren zersplittert waren und der ganze Inhalt auf dem Boden lag.

Conor war starr vor Schreck. Er sah auf seine Hände hinab, die voller Kratzer und Blut waren, die Fingernägel eingerissen und schartig, und von der schweren Arbeit schmerzten.

»O mein Gott«, flüsterte er.

Er drehte sich nach dem Monster um.

Das nicht mehr da war.

»Was hast du *getan*?«, rief er in die Stille des leeren Raums hinein.

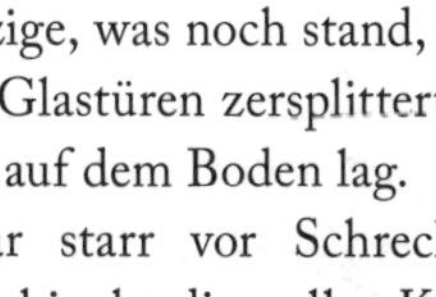

Wegen all der Trümmer und Scherben auf dem Boden konnte er kaum die Füße heben.

Niemals hatte er das alles allein gemacht.

Niemals.

... oder?

»O mein Gott«, sagte er noch einmal. »O mein Gott.«

Etwas zu zerstören ist sehr befriedigend, wisperte es von irgendwoher, eine Stimme wie ein Windhauch.

Und dann hörte er den Wagen seiner Großmutter vorfahren.

Es gab keine Möglichkeit zu fliehen. Ihm blieb nicht einmal genügend Zeit, um zur Hintertür hinauszulaufen, irgendwohin, wo sie ihn nie finden würde.

Aber, dachte er dann, nicht einmal sein Vater würde ihn jetzt mehr bei sich aufnehmen, wenn er erführe, was Conor getan hatte. Niemals würden sie einem Jungen, der so etwas tun konnte, erlauben, in einem Haus mit einem Baby zu wohnen –

»O mein Gott«, sagte Conor wieder, und sein Herz pochte, als wollte es aus ihm der Brust springen.

Seine Großmutter steckte den Schlüssel ins Schloss und öffnete die Haustür.

In dem Sekundenbruchteil, als sie um die Ecke bog und noch mit ihrer Handtasche hantierte – bevor sie Conor bemerkte oder registrierte, was passiert war –, sah er ihr Gesicht, sah, wie müde es war, keine Neuigkeiten darin, weder gute noch schlechte, nur eine weitere von diesen ewig gleichen Nächten im Krankenhaus bei Conors Mutter, eine weitere von diesen ewig gleichen Nächten, die sie beide so mürbemachten.

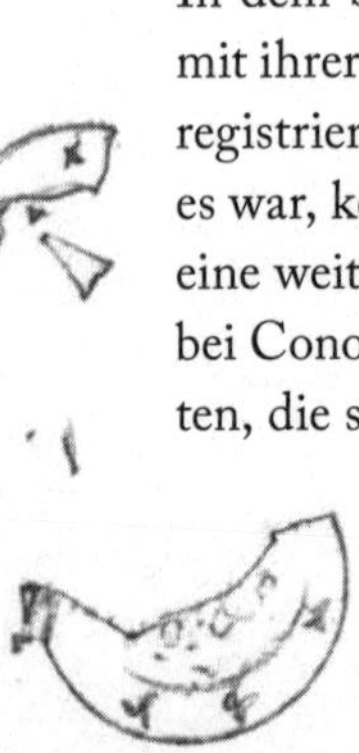

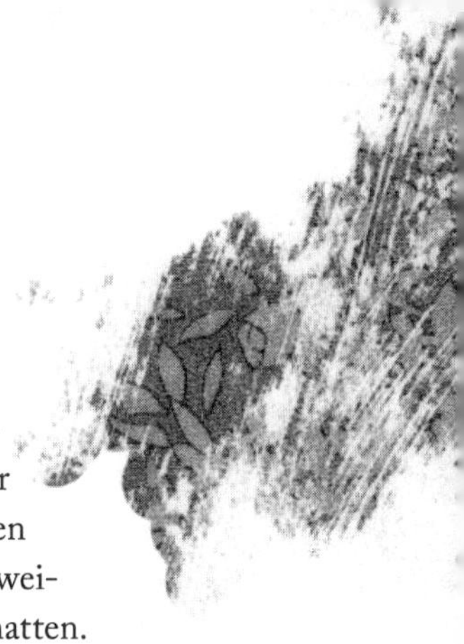

Dann blickte sie auf.

»Was zum –?«, begann sie und unterbrach sich automatisch, um nicht in Conors Gegenwart »Teufel« zu sagen. Sie erstarrte, die Handtasche in Brusthöhe vor sich in der Luft. Nur ihre Augen bewegten sich, ungläubig nahmen sie die Zerstörung ihres Wohnzimmers wahr, weigerten sich schier zu sehen, was sie da vor sich hatten.

Conor konnte sie noch nicht einmal atmen hören.

Und dann blickte sie ihn an, mit offenem Mund und weit aufgerissenen Augen. Sie sah ihn mitten in all der Verwüstung stehen, die Hände blutbefleckt von seinem Werk.

Ihr Mund schloss sich, wenn auch nicht zu dem gewohnten harten Strich. Er zitterte und bebte, als kämpfe sie mit den Tränen, ja, als könne sie den Rest ihres Gesichts kaum noch kontrollieren.

Und dann, ohne den Mund zu öffnen, stöhnte sie, ganz tief unten in ihrer Brust.

Es war ein so qualvolles Geräusch, dass Conor sich am liebsten die Ohren zugehalten hätte.

Sie machte es noch einmal. Und noch einmal. Und dann noch ein drittes Mal, bis es zu *einem* Ton wurde, einem einzigen dauerhaften, entsetzlichen Stöhnen. Ihre Handtasche fiel zu Boden. Sie hielt sich die Hände vor den Mund, als ließe sich das entsetzliche Stöhnen, Klagen, *Weh*klagen, das ihr entströmte, nur auf diese Weise zurückdrängen.

»Grandma?«, sagte Conor, und seine Stimme war hoch und gepresst vor Angst.

Und dann schrie sie.

Sie nahm die Hände herunter, ballte sie zu Fäusten, öffnete den Mund weit und schrie.

Sie schrie so laut, dass Conor sich jetzt tatsächlich die Ohren zuhielt. Sie sah ihn nicht an, sah überhaupt *nirgendwohin*, sondern schrie einfach nur.

Conor hatte in seinem ganzen Leben noch nie solche Angst gehabt. Es war, als stünde er allein am Ende der Welt, als wäre er mitten in seinem Albtraum erwacht und lebte dort, mitten in dem Schrei, in der *Leere* –

Dann trat sie ins Zimmer.

Sie bahnte sich einen Weg durch den Schutt, fast als sähe sie ihn gar nicht. Conor wich so schnell vor ihr zurück, dass er über die Trümmer des Sofas stolperte. Jeden Moment mit Schlägen rechnend, hob er eine Hand, um sich zu schützen –

Aber sie kam nicht zu ihm.

Sie ging schnurstracks an ihm vorbei, mit verzerrtem, tränennassem Gesicht, und wieder brach dieses Stöhnen aus ihr hervor. Sie steuerte auf die Vitrine zu, den einzigen Gegenstand im Zimmer, der noch aufrecht stand.

Und packte sie an einer Seite –

Und zog einmal heftig daran –

Zweimal –

Und ein drittes Mal.

Bis sie mit einem Knirschen und Scheppern, das ganz und gar fatal klang, umkippte.

Sie gab ein letztes Stöhnen von sich, beugte sich vor und stützte die Hände auf die Knie. Ihr Atem ging stoßweise.

Sie sah Conor kein einziges Mal an, auch nicht, als sie sich wieder aufrichtete und, ohne ihre Handtasche vom Boden aufzuheben, das Zimmer verließ. Sie ging direkt nach oben in ihr Schlafzimmer und schloss leise die Tür.

Conor stand eine Zeit lang da und wusste nicht, ob er sich rühren sollte oder nicht.

Nach einer Weile, die ihm wie eine Ewigkeit vorkam, ging er in die Küche seiner Großmutter, um ein paar leere Müllsäcke zu holen. Er arbeitete bis spät in die Nacht, aber das Chaos war einfach zu groß. Als er schließlich aufgab, dämmerte es schon.

Er ging die Treppe hinauf, ohne sich erst den Dreck und das getrocknete Blut abzuwaschen. Als er am Schlafzimmer seiner Großmutter vorbeikam, sah er an dem Lichtschein, der unter ihrer Tür hervordrang, dass sie noch wach war.

Er konnte sie da drinnen weinen hören.

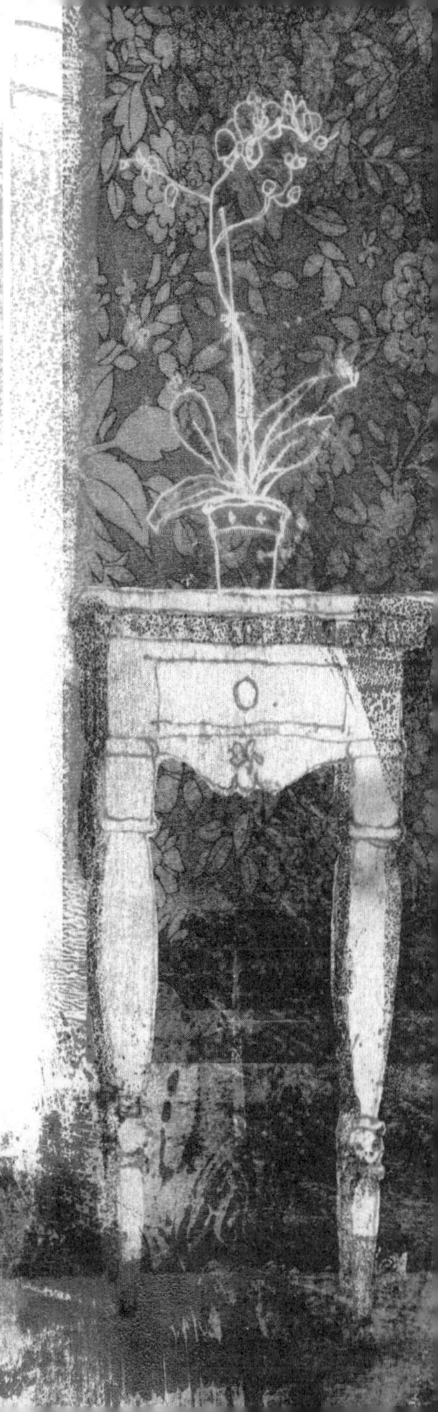

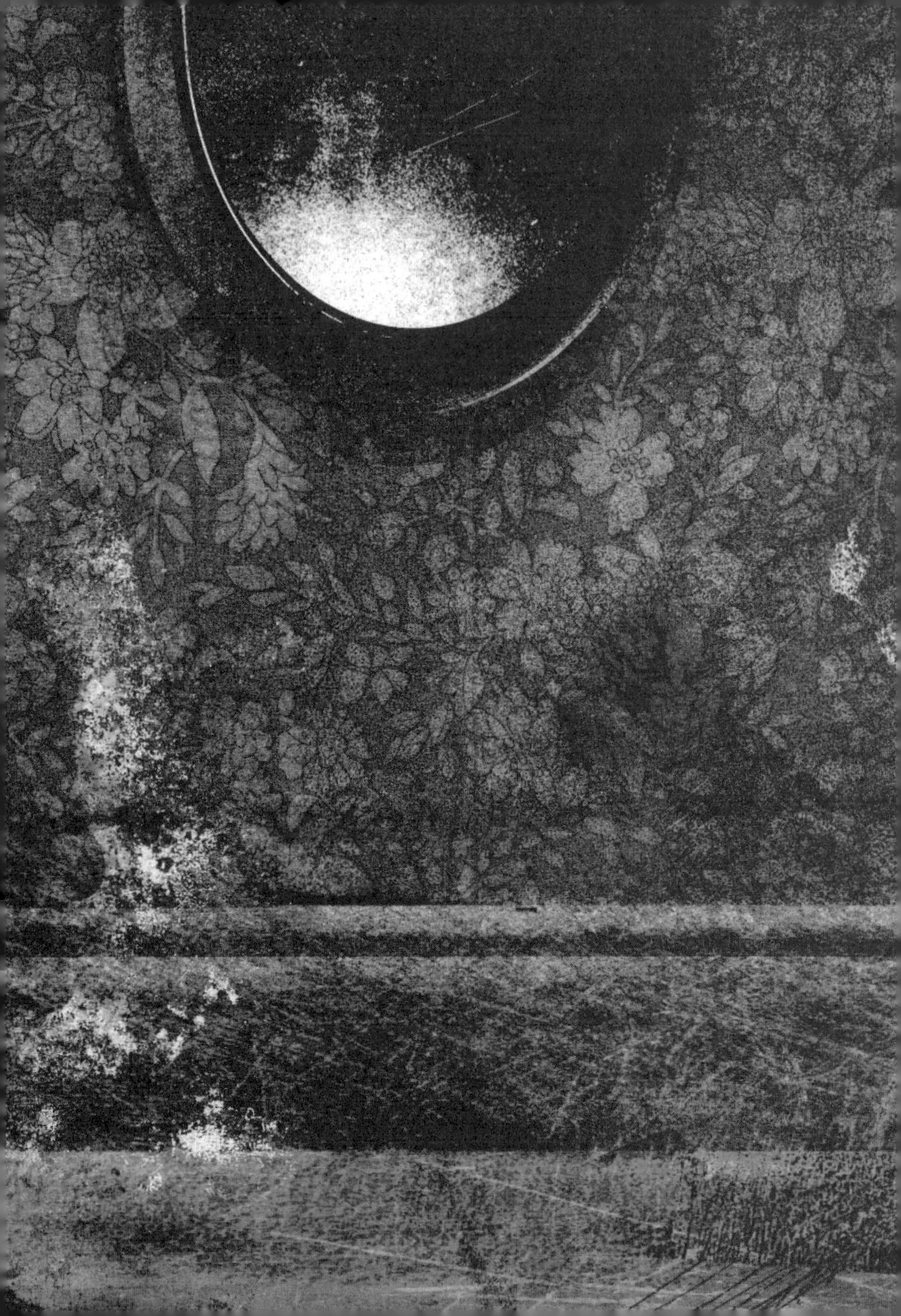

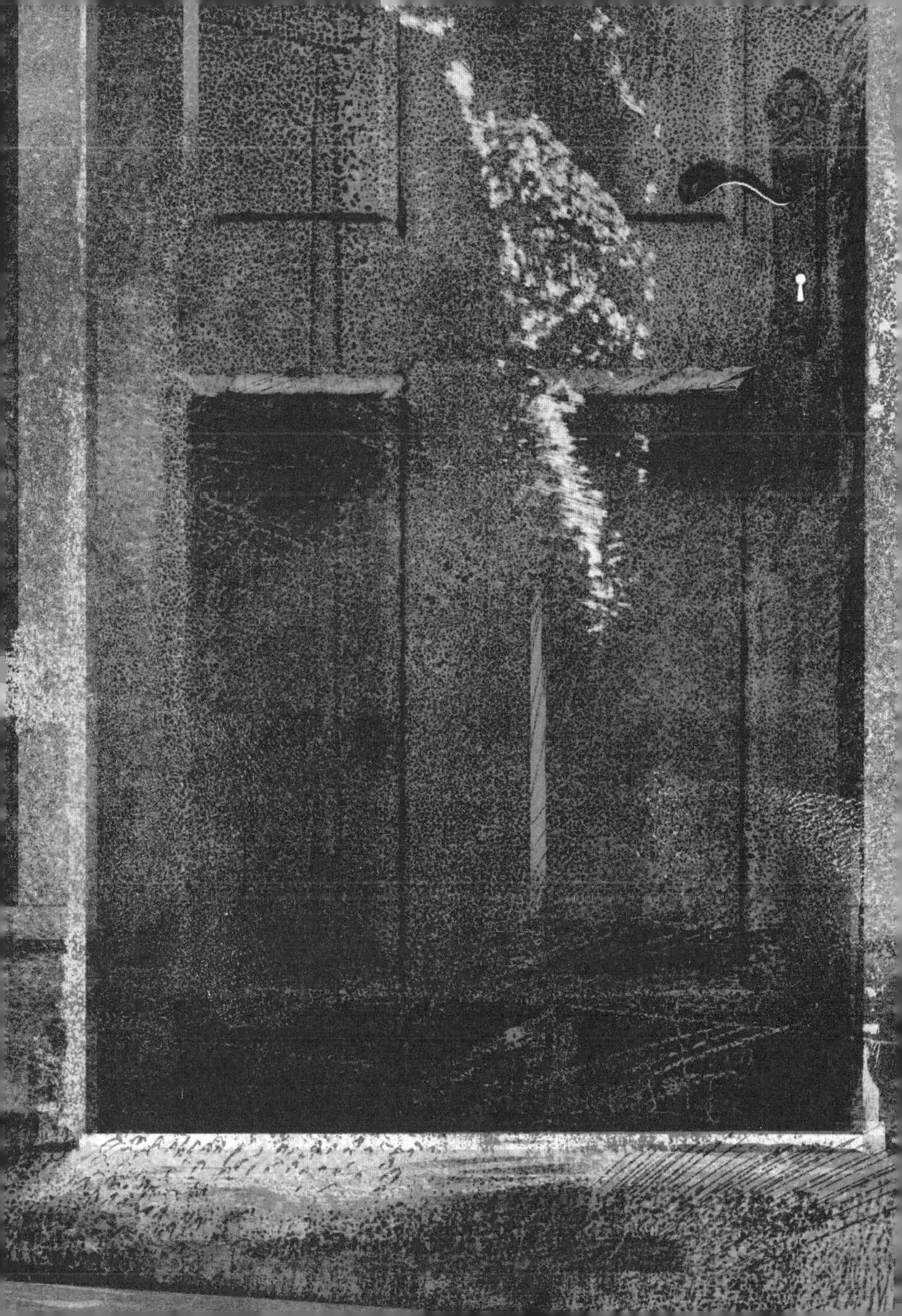

UNSICHTBAR

Conor stand auf dem Schulhof und wartete.

Er hatte Lily schon gesehen, im Kreis von ein paar Mädchen, die sie gar nicht wirklich mochten, das wusste er, und Lily mochte sie auch nicht, aber da war sie und stand schweigend bei ihnen, während sie lebhaft miteinander schwatzten.

Er ertappte sich dabei, wie er immer wieder ihren Blick aufzufangen versuchte, aber sie schaute kein einziges Mal zu ihm herüber.

Fast als könne sie ihn gar nicht mehr sehen.

Und so lehnte er allein an der Mauer, abseits von all den anderen, die kreischten und lachten und auf ihre Handys schauten, als wäre alles in bester Ordnung, ja als könnte ihnen im gesamten Universum nie etwas zustoßen.

Dann sah er sie. Harry, Sully und Anton, die quer über den Schulhof auf ihn zukamen, Harrys Blick ernst, aber wachsam auf ihn gerichtet, während seine Kumpane erwartungsfroh grinsten.

Hier kamen sie.

Ihm wurde schwach vor Erleichterung.

Als wäre nicht auch so schon alles schlimm genug, hatte er am Morgen lange genug geschlafen, um von dem Albtraum heimgesucht zu werden. Und wieder war er mittendrin gewesen in all dem Grauen und dem Fallen und dieser schrecklichen, schrecklichen Sache, die am Schluss passierte. Er war schreiend aufgewacht. Und der Tag, der vor ihm lag, schien ihm nicht viel besser.

Als er endlich den Mut aufbrachte, in die Küche hinunterzugehen, traf er dort seinen Vater beim Frühstückmachen.

Seine Großmutter war nirgends zu sehen.

»Rührei?«, fragte sein Vater und hielt die Pfanne hoch, in der die Eier brutzelten.

Conor nickte, obwohl er kein bisschen hungrig war, und setzte sich an den Tisch. Sein Vater briet die Eier, legte sie auf gebutterte Toasts, die er ebenfalls schon vorbereitet hatte, und stellte zwei Teller auf den Tisch, einen für Conor und einen für sich selbst. Sie saßen da und aßen.

Das Schweigen war so drückend, dass Conor nur mit Mühe atmen konnte.

»Da hast du ja ein ganz schönes Chaos angerichtet«, sagte sein Vater schließlich.

Conor aß weiter, wobei er seinen Eiertoast in so kleine Stücke wie irgend möglich zerteilte.

»Deine Großmutter hat mich heute Morgen angerufen. Sehr, sehr früh.«

Conor steckte sich noch einen mikroskopischen Bissen in den Mund.

»Der Zustand deiner Mum hat sich verändert, Con«, sagte sein Vater. Conor sah rasch auf. »Deine Großmutter ist gerade im Krankenhaus und spricht mit den Ärzten«, fuhr sein Vater fort. »Ich setze dich an der Schule ab –«

»Schule?«, sagte Conor. »Ich will zu Mum!«

Aber sein Vater schüttelte bereits den Kopf. »Das ist im Moment kein geeigneter Ort für ein Kind. Ich setze dich ab und fahre ins Krankenhaus, aber nach der Schule hole ich dich gleich und bringe dich zu ihr.« Sein Vater blickte auf seinen Teller. »Ich hole dich auch eher ab, wenn … wenn es sein muss.«

Conor legte Messer und Gabel weg. Ihm war der Appetit vergangen. Vielleicht für immer.

»He«, sagte sein Vater. »Weißt du noch, wie ich dir gesagt habe, du würdest tapfer sein müssen? Ich glaube, jetzt ist die Zeit dafür gekommen, Großer.« Er wies mit dem Kopf in Richtung Wohnzimmer. »Ich kann ja sehen, wie sehr dir das alles zu schaffen macht.« Er schenkte ihm ein trauriges Lächeln, das schnell wieder verschwand. »Und deine Großmutter auch.«

»Das wollte ich nicht«, sagte Conor, und sein Herz fing an zu hämmern. »Ich weiß nicht, wie das passiert ist.«

»Es ist schon gut«, sagte sein Vater.

Conor runzelte die Stirn. »Es ist *schon gut*?«

»Mach dir keine Gedanken«, sagte sein Vater und wandte sich wieder seinem Frühstück zu. »Es gibt Schlimmeres.«

»Was heißt das?«

»Es heißt, dass wir so tun, als wäre es nie passiert«, sagte sein Vater entschieden, »weil im Moment andere Dinge wichtig sind.«

»Andere Dinge wie Mum?«

Sein Vater seufzte. »Iss dein Frühstück auf.«

»Ihr werdet mich noch nicht mal bestrafen?«

»Was sollte das denn für einen Sinn haben, Con?«, sagte sein Vater und schüttelte den Kopf. »Was hätte das in Gottes Namen für einen Sinn?«

Im Unterricht hatte Conor kein einziges Wort mitbekommen, aber die Lehrer hatten ihn wegen seiner Unaufmerksamkeit nicht ermahnt und waren, wenn sie der Klasse Fragen stellten, einfach über ihn hinweggegangen. Mrs Marl bat ihn noch nicht einmal, seine »Lebens-Geschichte« abzugeben, obwohl sie an diesem Tag fällig war. Conor hatte keinen einzigen Satz geschrieben.

Nicht dass das etwas auszumachen schien.

Auch seine Klassenkameraden hielten sich von ihm fern, als ginge ein unangenehmer Geruch von ihm aus. Er versuchte sich zu erinnern, ob er seit dem Morgen mit einem von ihnen geredet hatte. Er glaubte nicht. Was bedeutete, dass er außer mit seinem Vater bisher mit *niemandem* gesprochen hatte.

Wie konnte das passieren?

Aber hier war nun, endlich, Harry. Und das gab ihm wenigstens ein Gefühl von Normalität.

»Conor O'Malley«, sagte Harry und baute sich mit einem Schritt Abstand vor ihm auf. Sully und Anton blieben im Hintergrund und kicherten.

Conor stieß sich von der Wand ab, ließ die Arme hängen und wappnete sich für den Schlag, der jetzt kommen mochte.

Aber er kam nicht.

Harry stand nur da. Auch Sully und Anton standen da, mit einem allmählich schwindenden Lächeln.

»Worauf wartest du?«, fragte Conor.

»Genau«, sagte Sully zu Harry, »worauf wartest du?«

»Schlag schon zu«, sagte Anton.

Harry rührte sich nicht, sah Conor bloß weiterhin unverwandt an. Conor blieb nichts anderes übrig, als seinen Blick zu erwidern, bis es ihm vorkam, als gäbe es nichts auf der Welt außer ihm und Harry. Seine Handflächen waren feucht. Sein Herz raste.

Tu's doch einfach, dachte er und merkte dann, dass er es laut gesagt hatte. »Tu's doch einfach!«

»Was soll ich denn tun?«, fragte Harry ruhig. »Was zum Teufel könntest du von mir wollen, O'Malley?«

»Er will, dass du ihn zu Boden schlägst«, sagte Sully.

»Er will, dass du ihm in den Arsch trittst«, sagte Anton.

»Stimmt das?«, fragte Harry, mit anscheinend aufrichtigem Interesse. »Willst du das wirklich?«

Conor sagte nichts, stand nur mit geballten Fäusten da.

Und wartete.

Da klingelte es, laut und schrill, und im selben Moment steuerte Miss Kwan vom anderen Ende des Schulhofs her auf sie zu. Sie redete mit einem anderen Lehrer, beobachtete dabei aber die Schüler um sie herum, insbesondere Conor und Harry, scharf.

»Ich fürchte«, sagte Harry, »wir werden nie herausfinden, was O'Malley will.«

Anton und Sully lachten, obwohl klar war, dass sie den Witz nicht verstanden hatten, und alle drei machten sich auf den Weg zum Schulgebäude.

Aber noch im Gehen sah Harry Conor die ganze Zeit an, er schaute kein einziges Mal weg.

Und ließ Conor allein dort stehen.

Als wäre er für den Rest der Welt vollkommen unsichtbar.

EIBEN

»Hallo, mein Liebling«, sagte seine Mutter und richtete sich ein wenig im Bett auf, als Conor zur Tür hereinkam.

Er konnte sehen, wie sehr sie sich dabei anstrengen musste.

»Ich bin mal kurz draußen«, sagte seine Großmutter, stand auf und ging, ohne ihn anzusehen, an ihm vorbei.

»Ich hole mir was aus dem Automaten«, sagte sein Vater, der auf der Schwelle stehen geblieben war. »Möchtest du auch was, Kumpel?«

»Dass du aufhörst, mich *Kumpel* zu nennen«, sagte Conor, ohne den Blick von seiner Mutter zu wenden.

Die lachte darüber.

»Bis nachher«, sagte sein Vater und ließ ihn mit ihr allein.

»Komm her«, sagte sie und klopfte auf das Bett. Er ging zu ihr und setzte sich neben sie, wobei er aufpasste, weder den Schlauch zu berühren, der in ihrem Arm steckte, noch den, der ihr Luft durch die Nase zuführte, noch den, den sie ihr manchmal an die Brust klebten, wenn bei ihren Behandlungen die leuchtend orangefarbenen Chemikalien in sie hineingepumpt wurden.

»Wie geht es denn meinem Conor?«, fragte sie und streckte eine schmale Hand aus, um ihm durchs Haar zu streichen.

Er konnte einen gelben Fleck auf ihrem Arm sehen, um die Stelle herum, wo der Schlauch hineinführte, und kleine purpurrote Punkte überall in ihrer Armbeuge.

Aber sie lächelte. Es war ein müdes, ein erschöpftes Lächeln, aber es war ein Lächeln.

»Ich sehe sicher schrecklich aus, ich weiß«, sagte sie.

»Nein, gar nicht«, sagte Conor.

Sie strich ihm wieder mit den Fingern durchs Haar. »Ich denke, eine barmherzige Lüge kann ich verzeihen.«

»Geht es dir gut?«, fragte Conor, und obwohl die Frage in gewisser Hinsicht absurd war, wusste sie, was er meinte.

»Na ja, mein Schatz«, sagte sie, »ein paar von den Dingen, die sie ausprobiert haben, haben nicht so gewirkt, wie vorgesehen. Und sie haben wesentlich schneller *nicht* gewirkt, als man gehofft hatte, dass sie wirken *würden*. Falls das irgendeinen Sinn ergibt.«

Conor schüttelte den Kopf.

»Nein, für mich im Grunde auch nicht«, sagte sie. Er sah, wie ihr Lächeln angespannter wurde, schwieriger aufrechtzuerhalten. Sie holte tief Luft, und er hörte es leise rasseln, als nähme ihr etwas Schweres in der Brust den Atem.

»Es geht alles ein bisschen schneller, als ich gehofft hatte, mein Schatz«, sagte sie. Ihre Stimme war belegt, so belegt, dass Conors Magen sich noch mehr verkrampfte. Er war auf einmal froh, dass er seit dem Frühstück nichts gegessen hatte.

»*Aber*«, fügte seine Mutter hinzu, immer noch mit belegter Stimme, nun allerdings wieder lächelnd. »Eine Sache werden sie noch ausprobieren, ein Medikament, mit dem sie ein paar gute Ergebnisse erzielt haben.«

»Warum haben sie es nicht schon früher ausprobiert?«, fragte Conor.

»Du erinnerst dich doch an all meine Behandlungen, nicht?«,

sagte sie. »Wie mir die Haare ausgefallen sind und ich mich dauernd übergeben musste?«

»Natürlich.«

»Und dieses Medikament nimmt man nur, wenn alles andere nicht so gewirkt hat, wie es sollte«, sagte sie. »Es war immer eine Möglichkeit, sie hatten bloß gehofft, sie müssten nicht darauf zurückgreifen.« Sie senkte den Blick. »Und sie hatten gehofft, dass sie es nicht schon so bald tun müssten.«

»Heißt das, es ist zu spät?«, fragte Conor, und die Worte waren ihm schon entschlüpft, bevor ihm klar wurde, was er da sagte.

»Nein, Conor«, antwortete sie schnell. »Denk das nicht. Es ist nicht zu spät. Es ist nie zu spät.«

»Bist du sicher?«

Sie lächelte wieder. »Ich glaube jedes Wort, das ich sage«, versicherte sie ihm mit etwas kräftigerer Stimme.

Conor fiel wieder ein, was das Monster gesagt hatte. *Der Glaube ist die halbe Heilung.*

Er hatte immer noch das Gefühl, als ob er gar nicht atmete, aber sein verkrampfter Magen löste sich ein wenig. Seine Mutter sah, dass er sich entspannte, und begann, die Haut an seinem Arm zu massieren.

»Und hier ist etwas wirklich Interessantes«, sagte sie ein bisschen munterer. »Du kennst doch den Baum auf dem Hügel hinter unserem Haus, nicht?«

Conors Augen weiteten sich.

»Und nun stell dir mal vor«, fuhr seine Mutter fort, die nichts davon zu bemerken schien, »dieses Medikament wird doch tatsächlich aus Eiben gewonnen.«

»Eiben?«, fragte Conor leise.

»Ja«, sagte seine Mutter. »Ich habe mal was darüber gelesen, vor Ewigkeiten, als das Ganze anfing.« Sie hustete in ihre Hand, einmal, zweimal. »Ich hatte ja gehofft, dass es nie so weit kommen würde, aber ich finde es einfach unglaublich, dass wir von unserem Haus aus die ganze Zeit eine Eibe sehen konnten und genau dieser Baum mich nun vielleicht heilen kann.«

In Conors Kopf drehte sich alles, so schnell, dass ihm fast schwindelig wurde.

»Das Grünzeug dieser Welt ist doch etwas Wunderbares, nicht?«, fuhr seine Mutter fort. »Da strengen wir uns oft so an, es zu beseitigen, und dabei kann es manchmal unsere Rettung sein.«

»Wird es *dich* retten?«, fragte Conor. Er konnte es kaum aussprechen.

Seine Mutter lächelte wieder. »Ich hoffe es«, sagte sie. »Ich glaube es.«

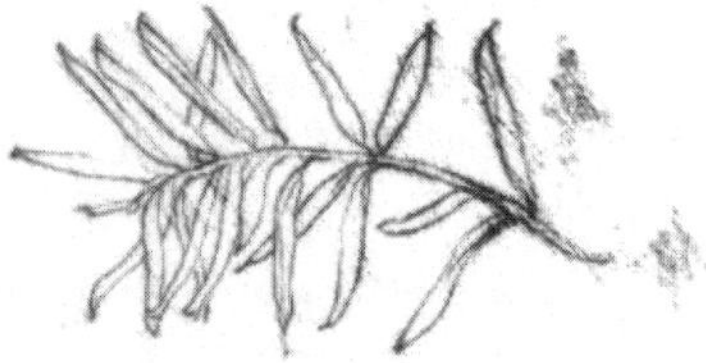

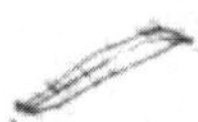

WÄRE ES MÖGLICH?

Conors Gedanken überschlugen sich, als er auf den Krankenhausflur hinaustrat. Ein aus Eiben gewonnenes Medikament. Ein Medikament, das richtig heilen konnte. Genau so ein Medikament, wie der Alchemist es dem Pfarrer verweigert hatte. Obwohl – wenn Conor ehrlich war, verstand er immer noch nicht ganz, warum das Haus des *Pfarrers* niedergerissen worden war.

Es sei denn –

Es sei denn, das Monster war *doch* aus einem bestimmten Grund hier. Es sei denn, es hatte sich auf den Weg gemacht, um Conors Mutter zu heilen.

Er wagte es kaum zu hoffen. Er wagte es kaum zu *denken*.

Nein.

Nein, natürlich nicht. Das konnte nicht wahr sein, er war ja bescheuert. Das Monster war ein Traum. *Nur ein Traum*.

Aber die Nadeln. Und die Beeren. Und das kleine Bäumchen, das aus dem Fußboden wuchs. Und die Zerstörung des Wohnzimmers seiner Großmutter.

Conor fühlte sich plötzlich ganz leicht, so, als hätte er zu *schweben* angefangen.

Wäre es möglich? Wäre es vielleicht doch möglich?

Er hörte Stimmen und blickte den Flur hinunter. Sein Vater und seine Großmutter stritten sich.

Er konnte nicht verstehen, was sie sagten, aber seine Großmutter fuchtelte ziemlich erregt mit dem Finger vor der Brust seines Vaters herum. »Und was soll ich deiner Meinung nach *tun*?«, sagte sein Vater dann, laut genug, um die Aufmerksamkeit der Leute, die an ihnen vorbeigingen, auf sich zu ziehen. Conor konnte die Antwort seiner Großmutter nicht hören, aber sie stürmte an Conor vorbei und verschwand, immer noch ohne ihn eines Blickes zu würdigen, im Zimmer seiner Mutter.

Sein Vater kam mit hängenden Schultern hinterher.

»Was ist denn los?«, fragte Conor.

»Ach, deine Großmutter ist böse auf mich«, sagte sein Vater und lächelte kurz. »Nichts Neues also.«

»Warum?«

Sein Vater verzog das Gesicht. »Ich habe schlechte Neuigkeiten, Conor«, sagte er. »Ich muss heute Abend wieder zurückfliegen.«

»Heute Abend?«, fragte Conor. »*Warum?*«

»Die Kleine ist krank.«

»Oh«, sagte Conor. »Was hat sie denn?«

»Wahrscheinlich nichts Ernstes, aber Stephanie ist ein bisschen durchgedreht und mit ihr ins Krankenhaus gefahren und möchte, dass ich mich sofort ins Flugzeug setze.«

»Und das machst du auch?«

»Ja, aber ich komme wieder her«, sagte sein Vater. »Übernächsten Sonntag, also in nicht einmal zwei Wochen. Ich habe noch mal freigekriegt, damit ich bei dir sein kann.«

»Zwei Wochen«, sagte Conor wie zu sich selbst. »Na gut, das ist nicht schlimm. Mum nimmt ja jetzt dieses neue Medikament, das ihr helfen wird. Und bis du wieder da bist –«

Er hielt inne, als er das Gesicht seines Vaters sah.

»Wollen wir einen kleinen Spaziergang machen, Großer?«, fragte sein Vater.

Gegenüber vom Krankenhaus war ein kleiner Park mit Bäumen und Wegen, wo ihnen auf Schritt und Tritt Patienten in weißen Krankenhausmorgenmänteln entgegenkamen, die mit ihren Angehörigen spazieren gingen oder auch alleine heimlich eine rauchten. Dadurch wirkte der Park wie ein Krankenhauszimmer unter freiem Himmel. Oder ein Ort, an dem Geister Pause machten. Conor und sein Vater steuerten auf eine Bank zu.

»Du willst dich mit mir unterhalten, stimmt's?«, sagte Conor, als sie sich hinsetzten. »In letzter Zeit wollen sich alle andauernd mit mir *unterhalten*.«

»Conor«, sagte sein Vater. »Dieses neue Medikament, das deine Mutter bekommt –«

»Es wird ihr helfen«, sagte Conor bestimmt und verschränkte die Arme vor der Brust.

Sein Vater schwieg einen Moment. »Nein, Conor«, sagte er. »Wahrscheinlich wird es ihr nicht helfen.«

»Doch, wird es«, entgegnete Conor unbeirrt.

»Das Medikament ist ein allerletzter Strohhalm, Großer. Es tut mir leid, aber es ist alles zu schnell gegangen.«

»Es wird sie gesund machen. Das weiß ich.«

»Conor«, sagte sein Vater. »Deine Großmutter ist noch aus einem anderen Grund böse auf mich. Sie findet, dass ich und deine Mum nicht ehrlich genug zu dir sind. Dass wir dir sagen müssen, was wirklich los ist.«

»Was weiß denn Grandma darüber?«

Conors Vater legte ihm eine Hand auf die Schulter. »Conor, deine Mum –«

»Sie wird wieder gesund«, sagte Conor, schüttelte die Hand seines Vaters ab und stand auf. »Dieses neue Medikament ist die Lösung. Es erklärt alles. Glaub mir, ich weiß das.«

Sein Vater sah verwirrt aus. »Was erklärt es?«

»Du kannst ruhig nach Amerika zurückfliegen«, fuhr Conor fort, »zu deiner anderen Familie. Wir kommen hier schon klar. Dieses Medikament wird nämlich wirken.«

»Conor, nein –«

»Doch. Ganz sicher.«

»Großer«, sagte sein Vater und beugte sich zu ihm vor. »Geschichten gehen nicht immer gut aus.«

Da stutzte Conor. Denn es stimmte ja – zumindest das hatte das Monster ihm auf jeden Fall beigebracht. Geschichten waren wilde, wilde Wesen, die manchmal völlig unvorhergesehene Haken schlugen.

Sein Vater schüttelte den Kopf. »Das ist alles viel zu viel von dir verlangt, ich weiß. Es ist unfair und grausam und überhaupt nicht so, wie es sein sollte.«

Conor antwortete nicht.

»Sonntag in einer Woche bin ich wieder da«, sagte sein Vater. »Denk immer daran, ja?«

Conor blinzelte in die Sonne. Der Oktober war bisher wirklich extrem warm gewesen, so, als kämpfe der Sommer darum, noch ein bisschen verweilen zu dürfen.

»Wie lange bleibst du beim nächsten Mal?«, fragte Conor schließlich.

»Solange ich kann.«

»Und dann gehst du wieder zurück.«

»Das muss ich. Ich habe dort –«

»Eine andere Familie«, beendete Conor den Satz.

Sein Vater streckte wieder eine Hand nach ihm aus, aber Conor war schon unterwegs zum Krankenhaus.

Denn es *würde* wirken, *ganz bestimmt* würde es wirken, das war die einzige Erklärung dafür, warum sich das Monster auf den Weg gemacht hatte. Es *musste* so sein. Wenn das Monster überhaupt real war, dann *musste* das der Grund sein.

Bevor Conor wieder hineinging, sah er auf die Uhr über dem Eingang.

Noch acht Stunden bis 00:07.

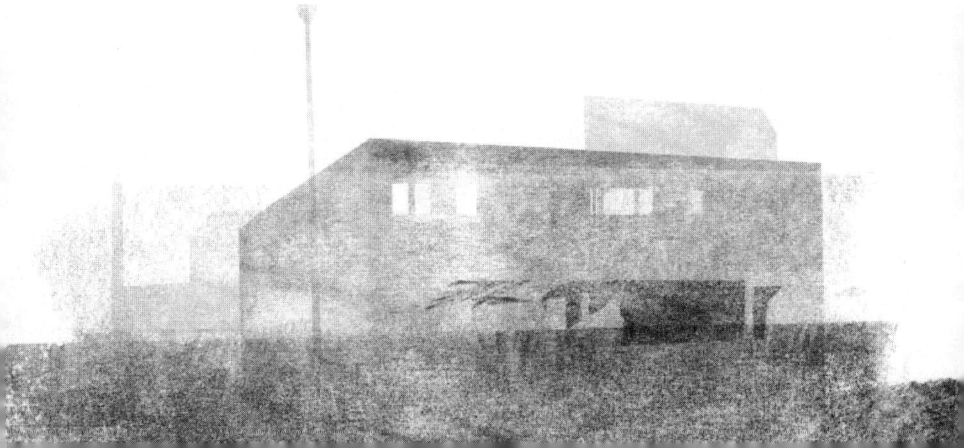

KEINE GESCHICHTE

»Kannst du sie heilen?«, fragte Conor.

Die Eibe ist ein heilender Baum, sagte das Monster. *Sie ist die Gestalt, die ich meistens wähle, wenn ich mich auf den Weg mache.*

Conor runzelte die Stirn. »Das ist keine richtige Antwort.«

Das Monster bedachte ihn nur wieder mit dem boshaften Grinsen.

Conors Großmutter hatte ihn zu ihrem Haus zurückgefahren, nachdem seine Mutter, ohne ihr Essen angerührt zu haben, eingeschlafen war. Seine Großmutter hatte auch weiterhin nicht mit ihm über die Zerstörung ihres Wohnzimmers gesprochen. Sie hatte *überhaupt* kaum mit ihm gesprochen.

»Ich fahre noch einmal zurück«, sagte sie, als er aus dem Wagen stieg. »Mach dir was zu essen. Das kannst du ja immerhin.«

»Meinst du, Dad ist schon am Flughafen?«, fragte Conor.

Daraufhin seufzte seine Großmutter nur ungeduldig. Er schloss die Beifahrertür und sie fuhr weg. Nachdem er hineingegangen war, war der Zeiger der Uhr – der billigen Uhr in der Küche, eine andere hatten sie ja nun nicht mehr – auf Mitternacht zugekrochen, ohne dass seine Großmutter wiedergekommen wäre oder angerufen hätte. Er überlegte, sie von sich aus anzurufen, aber sie hatte schon einmal mit ihm geschimpft, weil seine Mutter von dem Klingelton wach geworden war.

Es spielte keine Rolle. Im Grunde war es sogar einfacher so, denn nun brauchte er nicht erst so zu tun, als lege er sich schlafen. Er wartete, bis es 00:07 war. Dann ging er hinaus und sagte: »Wo bist du?«

Und das Monster sagte: *Hier bin ich,* und stieg mühelos über den Schuppen seiner Großmutter.

»Kannst du sie *heilen*?«, fragte Conor noch einmal mit mehr Nachdruck.

Das Monster sah auf ihn herab. *Das ist nicht meine Aufgabe.*

»Warum nicht?«, fragte Conor. »Du reißt doch auch Häuser nieder und rettest Hexen. Du hast behauptet, jeder Teil von dir könne heilen, wenn die Menschen sich das nur zunutze machen würden.«

Wenn deine Mutter geheilt werden kann, sagte das Monster, *dann wird die Eibe es tun.*

Conor verschränkte die Arme. »Ist das ein Ja?«

Dann tat das Monster etwas, was es bisher noch nie gemacht hatte.

Es setzte sich hin.

Es ließ sich mit seinem ganzen enormen Gewicht auf dem Büro seiner Großmutter nieder. Conor hörte das Holz knarren und sah, wie das Dach sich durchbog. Das Herz schlug ihm bis zum Hals. Wenn er auch noch ihr Büro zerstörte – nicht auszudenken, was sie dann mit ihm machen würde. Ihn wahrscheinlich ins Gefängnis verfrachten. Oder schlimmer noch ins Internat.

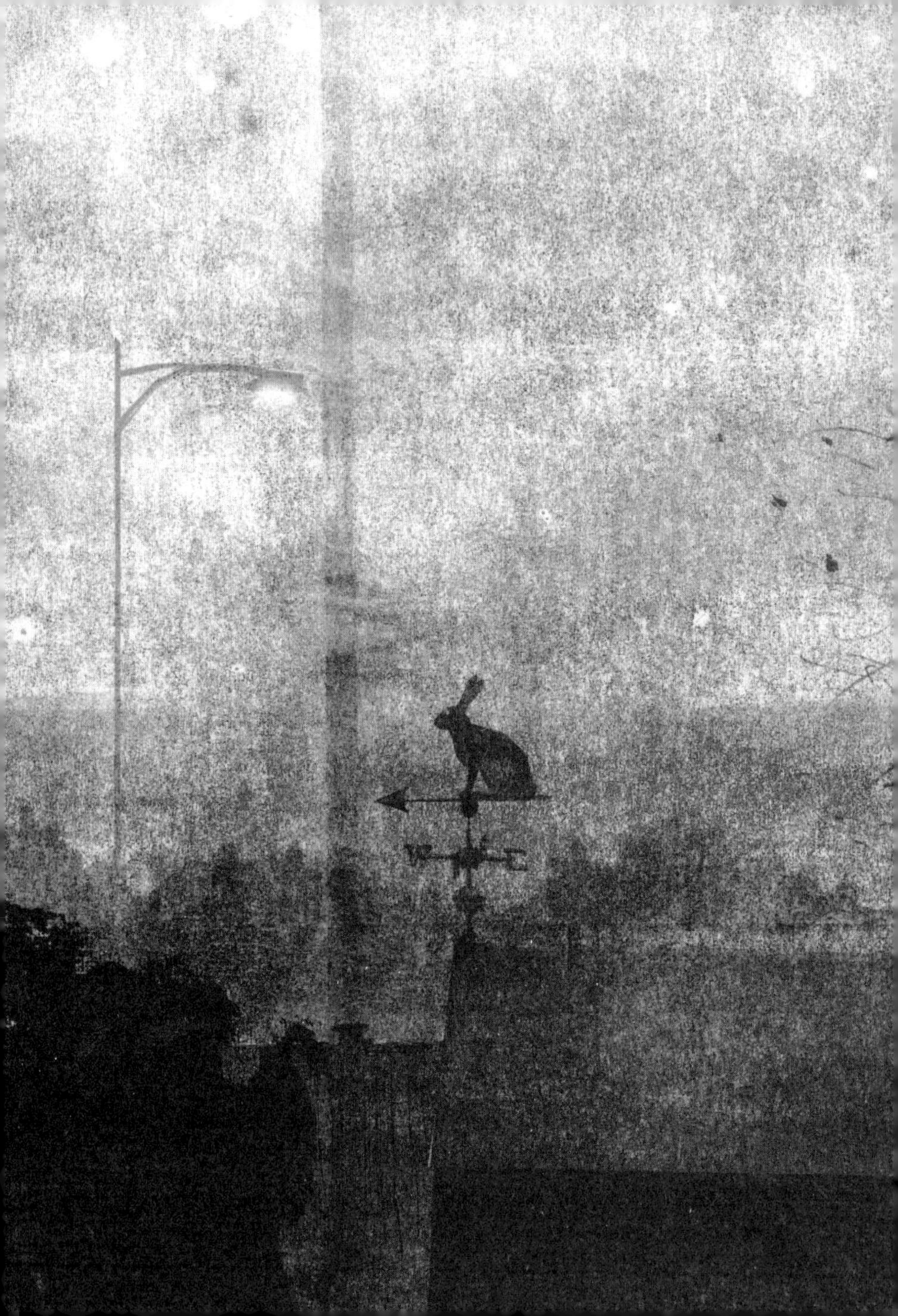

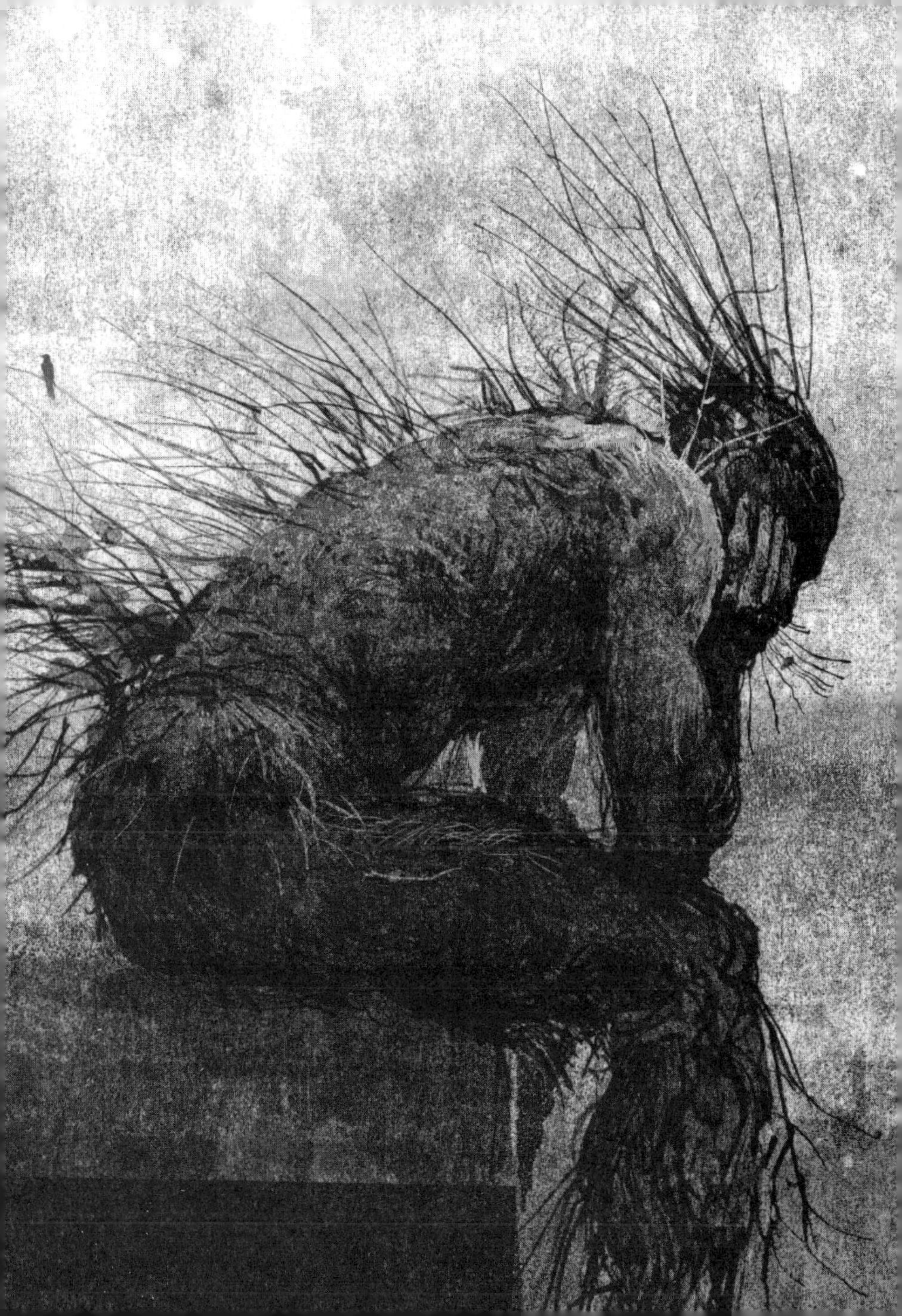

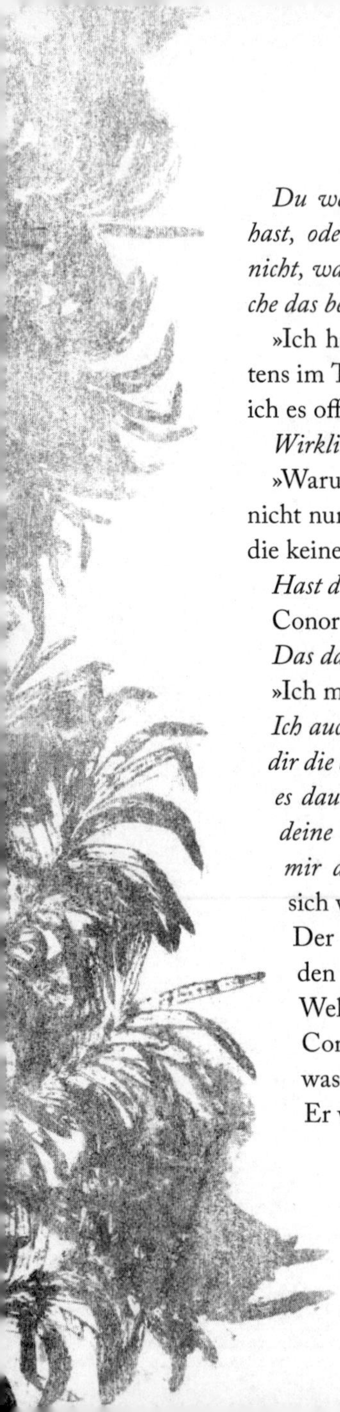

Du weißt noch immer nicht, warum du mich gerufen hast, oder?, fragte das Monster. *Du weißt noch immer nicht, warum ich mich auf den Weg gemacht habe. Ich mache das beileibe nicht jeden Tag, Conor O'Malley.*

»Ich habe dich nicht gerufen«, sagte Conor. »Höchstens im Traum oder so was. Und selbst wenn, dann habe ich es offensichtlich für meine Mutter getan.«

Wirklich?

»Warum denn sonst?«, sagte Conor lauter. »Bestimmt nicht nur, um mir schreckliche Geschichten anzuhören, die keinen Sinn ergeben.«

Hast du das Wohnzimmer deiner Großmutter vergessen?

Conor konnte ein kleines Lächeln nicht unterdrücken.

Das dachte ich mir, sagte das Monster.

»Ich meine es ernst«, sagte Conor.

Ich auch. Wir sind nur noch nicht ganz so weit, dass ich dir die dritte und letzte Geschichte erzählen könnte. Aber es dauert nicht mehr lange. Und danach wirst du mir deine Geschichte erzählen, Conor O'Malley. Du wirst mir deine Wahrheit erzählen. Das Monster beugte sich vor. *Und du weißt, wovon ich rede.*

Der Nebel hüllte sie plötzlich wieder ein und ließ den Garten seiner Großmutter verschwinden. Die Welt verwandelte sich, sie wurde grau und leer, und Conor wusste genau, wo er war, wusste genau, in was die Welt sich verwandelt hatte.

Er war in seinem Albtraum.

Genauso fühlte es sich an, genauso *sah es aus* – er stand am Rand der Welt, der Boden bröckelte, und er hielt ihre Hände fest und spürte, wie sie ihm entglitten, spürte, wie sie *fiel* –

»Nein!«, schrie er. »Nein! Nicht!«

Der Nebel verzog sich und er war wieder im Garten seiner Großmutter, wo das Monster noch immer auf ihrem Bürodach saß.

»Das ist nicht meine Wahrheit«, sagte Conor mit zitternder Stimme. »Das ist nur ein Albtraum.«

Trotzdem, sagte das Monster, und als es aufstand, schienen die Balken des Schuppens vor Erleichterung zu seufzen, *ist es das, was nach der dritten Geschichte passieren wird.*

»Toll«, sagte Conor, »noch eine Geschichte, obwohl es im Moment viel Wichtigeres gibt.«

Geschichten sind wichtig, sagte das Monster. *Sie können wichtiger sein als alles andere. Wenn sie die Wahrheit in sich tragen.*

»Geschichten vom Leben«, murmelte Conor gereizt.

Das Monster machte ein überraschtes Gesicht. *Genau,* sagte es. Dann wandte es sich zum Gehen, warf Conor aber vorher noch einen Blick zu. *Rechne bald mit mir.*

»Ich will wissen, was mit Mum passieren wird«, sagte Conor.

Das Monster hielt inne. *Weißt du es denn nicht längst?*

»Du hast gesagt, du wärst ein Baum, der heilen kann«, sagte Conor. »Dann tu das doch!«

Das werde ich auch, sagte das Monster.

Und mit einem Windstoß war es fort.

ICH SEHE DICH NICHT MEHR

»Ich möchte mit ins Krankenhaus kommen«, sagte Conor am nächsten Morgen, als er bei seiner Großmutter im Auto saß. »Ich möchte heute nicht zur Schule gehen.«

Seine Großmutter fuhr schweigend weiter.

Es schien durchaus möglich, dass sie nie wieder mit ihm sprechen würde.

»Wie ging es ihr gestern Nacht?«, fragte er.

Er war noch lange aufgeblieben, nachdem das Monster verschwunden war, hatte aber nicht mehr gehört, wie seine Großmutter nach Hause kam.

»Unverändert«, sagte sie knapp, den Blick fest auf die Straße gerichtet.

»Wirkt das neue Medikament?«

Darauf folgte ein so langes Schweigen, dass er schon dachte, sie würde gar nicht antworten. Als er die Frage gerade noch einmal stellen wollte, sagte sie: »Das weiß jetzt noch keiner.«

Conor ließ ein paar Straßenecken vorbeiziehen, bevor er fragte: »Wann kommt sie nach Hause?«

Diesmal antwortete seine Großmutter tatsächlich nicht, obwohl die Fahrt zur Schule noch eine weitere halbe Stunde dauerte.

Es war aussichtslos, sich auf den Unterricht konzentrieren zu wollen. Was ohnehin nichts machte, weil ihn sowieso kein Lehrer ansprach. Ebenso wenig wie seine Mitschüler. Als es zur Mittagspause läutete, hatte er einen weiteren Vormittag zugebracht, ohne ein Wort mit jemandem zu wechseln.

Er saß allein in der äußersten Ecke der Schulcafeteria, sein Essen unangerührt vor sich. Das Getöse um ihn herum war gewaltig, all das Geschrei und Gebrüll, die Streitereien und das Gelächter der anderen. Conor tat sein Bestes, es zu ignorieren.

Das Monster würde sie heilen. Natürlich. Warum sollte es *sonst* gekommen sein? Es gab keine andere Erklärung. Es hatte sich als heilender Baum auf den Weg gemacht, derselbe Baum, von dem das Medikament für seine Mutter stammte. Warum also sonst?

Bitte, dachte Conor, während er auf sein immer noch volles Essenstablett starrte. *Bitte.*

Zwei Hände knallten links und rechts neben seinem Tablett auf den Tisch, sodass sich der Orangensaft auf seinen Schoß ergoss.

Conor stand auf, aber nicht schnell genug. Seine Hose war klitschnass, und der Saft rann ihm an den Beinen hinunter.

»O'Malley hat sich in die Hose gepinkelt!«, rief Sully bereits, und Anton prustete los.

»Hier«, sagte Anton und schnippte etwas von der Pfütze auf dem Tisch in Conors Richtung. »Du hast noch was übersehen.«

Harry stand wie immer zwischen Anton und Sully, die Arme verschränkt, und starrte Conor an.

Conor hielt seinem Blick stand.

Beide rührten sich so lange nicht von der Stelle, dass Sully und Anton irgendwann ganz still wurden. Je länger das Duell der Blicke andauerte, umso nervöser schienen sie zu werden. Sie fragten sich wohl, was Harry jetzt tun würde.

Das fragte Conor sich auch.

»Ich glaube, ich habe dich durchschaut, O'Malley«, sagte Harry schließlich. »Ich glaube, ich weiß, was du willst.«

»Jetzt zeigt er's dir«, sagte Sully. Er und Anton lachten und stießen ihre Fäuste aneinander.

Da Conor aus dem Augenwinkel nirgends einen Lehrer entdecken konnte, war ihm klar, dass Harry einen Moment gewählt hatte, in dem sie ihn unbeobachtet schikanieren konnten.

Conor war auf sich allein gestellt.

Harry, immer noch die Ruhe selbst, trat einen Schritt vor.

»Hier ist der härteste aller Schläge, O'Malley«, sagte er. »Hier ist das Schlimmste, was ich dir antun kann.«

Er streckte ihm den Arm entgegen, als ob er Conor die Hand geben wolle.

Er *wollte* sie ihm geben.

Conor reagierte fast automatisch und hielt ihm, bevor er richtig nachgedacht hatte, ebenfalls die Hand hin. Sie schüttelten einander die Hand wie zwei Geschäftsleute nach einer Verhandlung.

»Tschüss, O'Malley«, sagte Harry und blickte Conor in die Augen. »Ich sehe dich nicht mehr.«

Dann ließ er Conors Hand los, kehrte ihm den Rücken zu und marschierte davon. Anton und Sully schienen noch verwirrter als zuvor, doch kurz darauf verzogen sie sich ebenfalls.

Keiner von ihnen drehte sich noch einmal nach Conor um.

An einer Wand der Cafeteria hing eine große Digitaluhr, irgendwann in den Siebzigern als neueste Errungenschaft der Technik gekauft und nie ersetzt, obwohl sie inzwischen älter war als Conors Mutter. Conor beobachtete, wie Harry wegging; wie er wegging, ohne sich auch nur einmal umzublicken oder sonst etwas zu tun, und an der Digitaluhr vorbeikam.

Die Mittagessenspause begann um 11:55 und endete um 12:40.

Im Moment zeigte die Uhr 12:06 an.

Harrys Worte hallten in Conors Kopf wider.

»Ich sehe dich nicht mehr.«

Harry hielt Wort und ging immer weiter.

»Ich sehe dich nicht mehr.«

Die Uhr rückte auf 12:07 vor.

Es ist Zeit für die dritte Geschichte, sagte das Monster hinter ihm.

DIE DRITTE GESCHICHTE

Es war einmal ein unsichtbarer Mann, fuhr das Monster fort, während Conor den Blick auf Harry heftete, *der es leid war, nicht gesehen zu werden.*

Conor marschierte los.

Hinter Harry her.

Er war nicht wirklich unsichtbar, sagte das Monster, Conor dicht auf den Fersen, und der Geräuschpegel sank merklich, als sie die Cafeteria durchquerten. *Es war vielmehr so, dass die Leute sich daran gewöhnt hatten, ihn nicht zu sehen.*

»He!«, rief Conor. Harry drehte sich nicht um. Genauso wenig wie Sully und Anton, obwohl sie kicherten, als Conor seine Schritte beschleunigte.

Und wenn keiner dich sieht, sagte das Monster, das seine Schritte ebenfalls beschleunigte, *bist du dann überhaupt da?*

»HE!«, rief Conor laut.

In der Cafeteria war es jetzt still geworden, während Conor und das Monster schneller und schneller hinter Harry herliefen.

Harry, der sich noch immer nicht umgedreht hatte.

Conor erreichte ihn, packte seine Schulter und riss ihn herum. Harry behandelte ihn wie Luft und warf stattdessen Sully einen eisigen Blick zu. »Hör auf mit dem Quatsch«, sagte er zu ihm und wandte sich wieder ab.

Wandte sich von Conor ab.

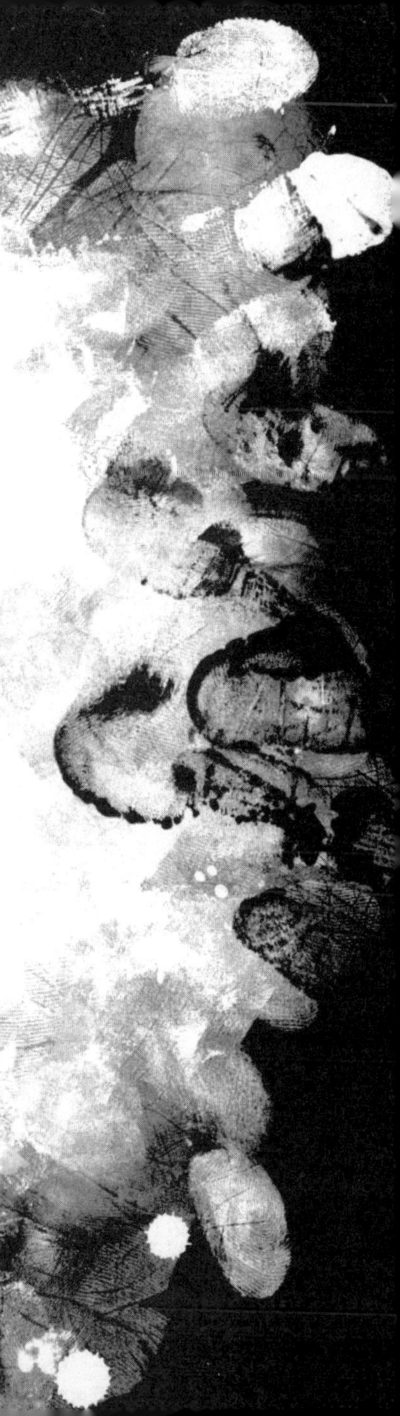

Und dann, sagte das Monster, und seine Stimme dröhnte Conor in den Ohren, *dachte der unsichtbare Mann eines Tages: Ich werde sie dazu* ***bringen****, mich zu sehen.*

»Wie denn?«, fragte Conor, der jetzt wieder schwer atmete, sich aber nicht zu dem Monster umdrehte, sich nicht vergewisserte, wie die anderen auf das riesige Geschöpf reagierten, das jetzt mitten unter ihnen war, obwohl er das nervöse Gemurmel und eine seltsam gespannte Erwartung im Raum durchaus wahrnahm. »Wie hat der Mann das gemacht?«

Conor konnte das Monster dicht hinter sich spüren, er merkte, dass es sich hinkniete, merkte, dass es mit dem Gesicht dicht an ihn herankam, um ihm den Rest der Geschichte ins Ohr zu flüstern.

Der Mann, sagte er, *hat ein* ***Monster*** *gerufen.*

Und dann schnellte eine riesengroße Monsterfaust vor und schlug zu, sodass Harry durch den Raum segelte.

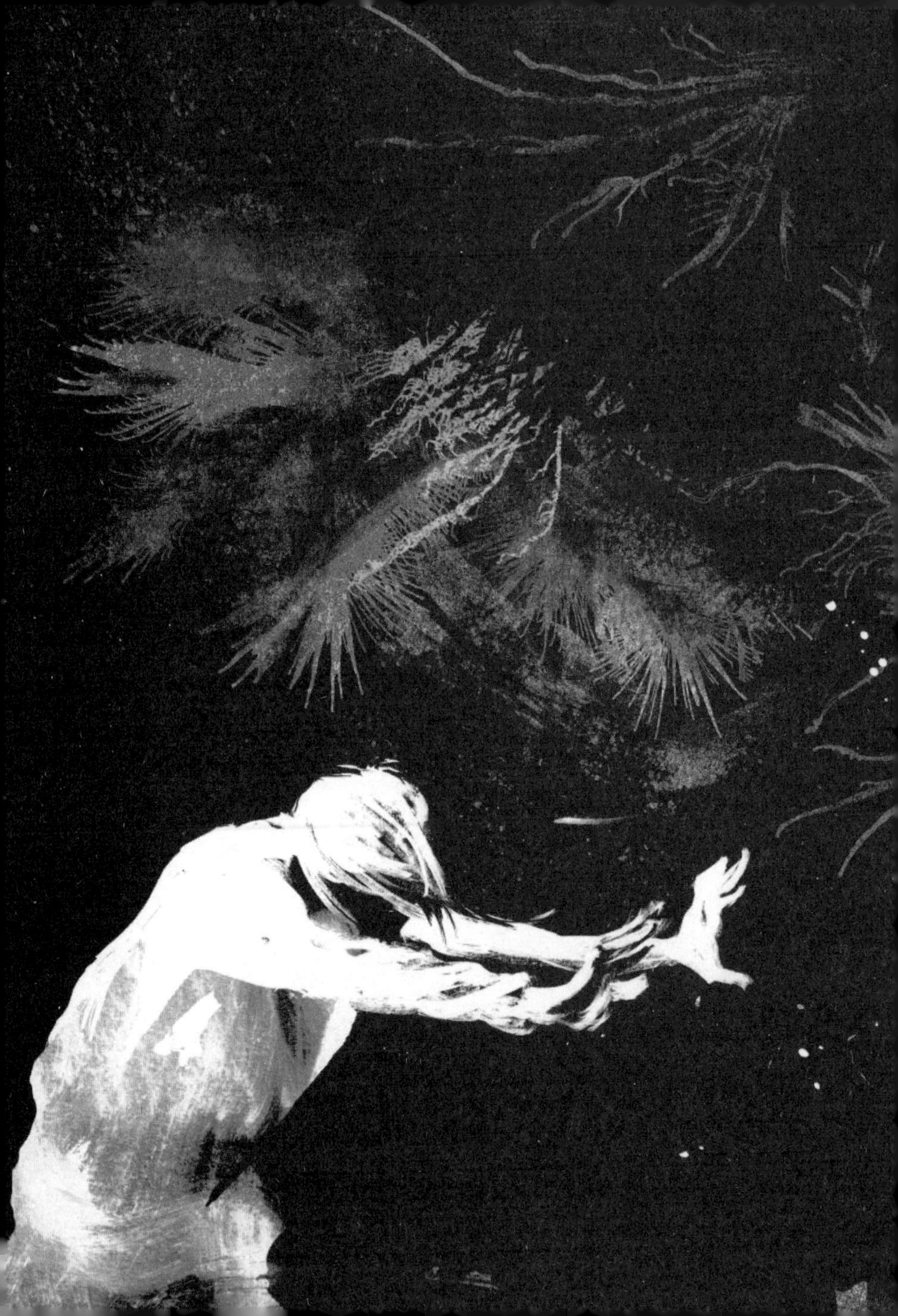

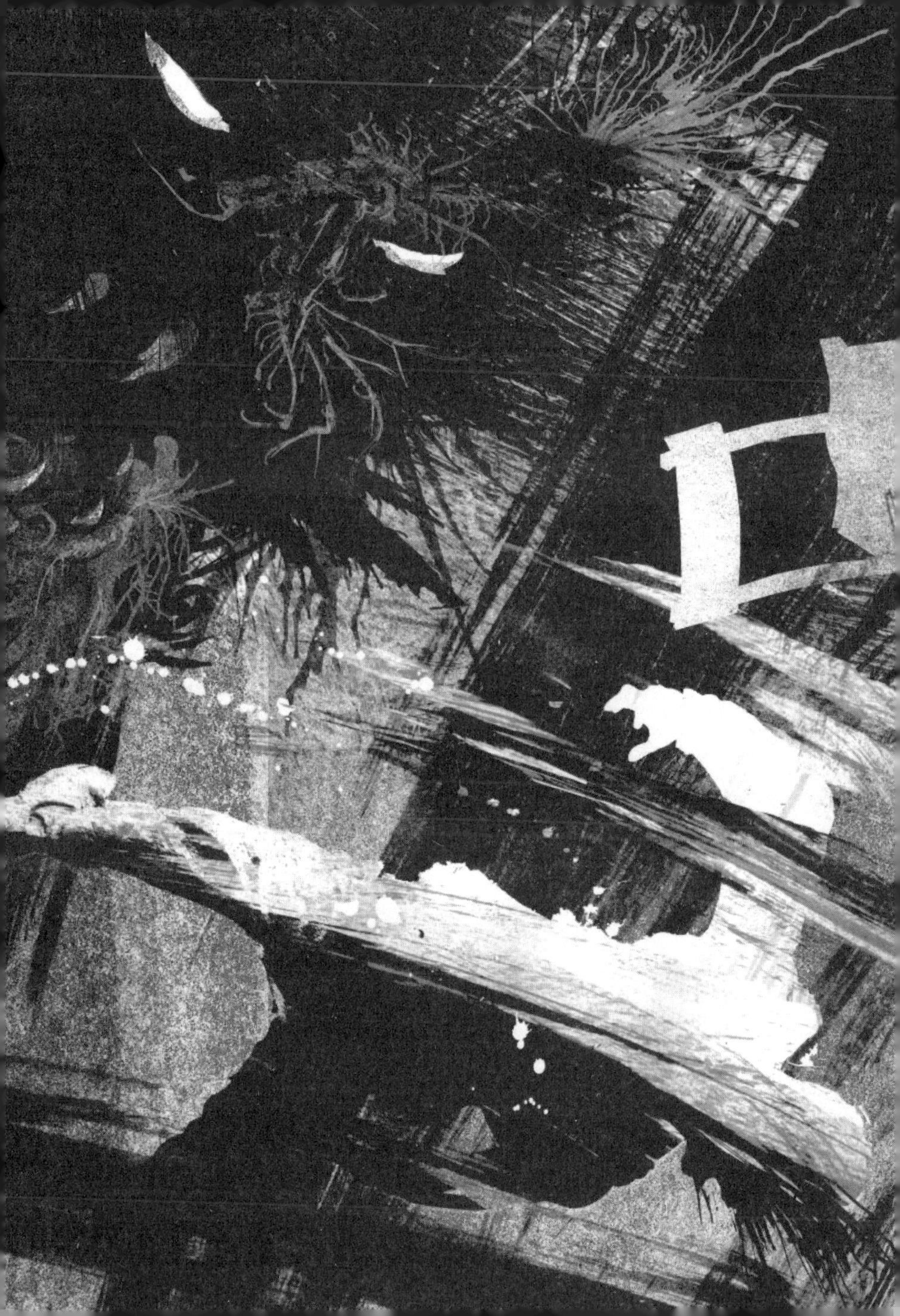

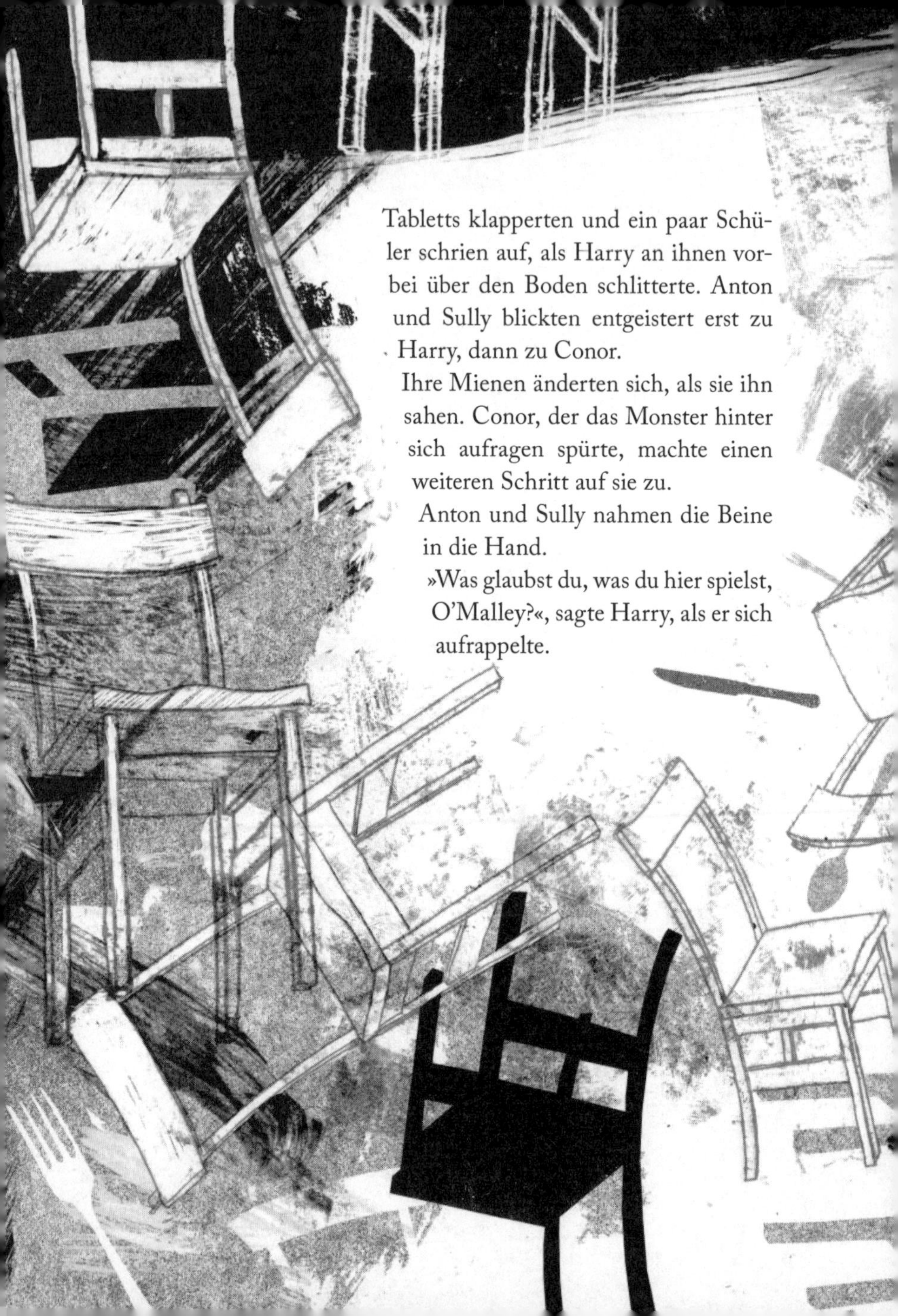

Tabletts klapperten und ein paar Schüler schrien auf, als Harry an ihnen vorbei über den Boden schlitterte. Anton und Sully blickten entgeistert erst zu Harry, dann zu Conor.

Ihre Mienen änderten sich, als sie ihn sahen. Conor, der das Monster hinter sich aufragen spürte, machte einen weiteren Schritt auf sie zu.

Anton und Sully nahmen die Beine in die Hand.

»Was glaubst du, was du hier spielst, O'Malley?«, sagte Harry, als er sich aufrappelte.

Er hielt sich die Stirn, die er sich bei dem Sturz aufgeschlagen hatte. Als er die Hand wegzog, wurden erneut Schreie laut, denn Harry blutete.

Conor ging weiter auf Harry zu, und ein paar Mitschüler sprangen hastig beiseite. Das Monster kam, Schritt für Schritt, hinter ihm her.

»Du siehst mich nicht?«, rief Conor. »Du *siehst* mich nicht?«

»Nein, O'Malley!«, antwortete Harry. »Nein, ich sehe dich nicht. Niemand hier sieht dich!«

Conor blieb stehen und blickte sich langsam um. Der ganze Saal beobachtete sie jetzt und wartete darauf, was als Nächstes passieren würde.

Doch sobald Conor ihnen das Gesicht zuwandte, schauten sie weg, als wäre es zu peinlich oder zu schmerzhaft, ihn direkt anzusehen. Nur Lily hielt seinem Blick, mit einem ängstlichen und verletzten Ausdruck, länger als eine Sekunde stand.

»Glaubst du, ich fürchte mich jetzt, O'Malley?«, sagte Harry und berührte das Blut an seiner Stirn. »Glaubst du wirklich, ich werde jemals Angst vor dir haben?«

Conor sagte nichts, aber er setzte sich wieder in Bewegung. Harry wich einen Schritt zurück.

»Conor O'Malley«, sagte er, und seine Stimme nahm einen giftigen Ton an. »Der ja allen so leidtut wegen seiner Mutter. Der hier in der Schule rumschleicht, als wäre er etwas ganz Besonderes und niemand wüsste, wie sehr er *leidet*.«

Conor ging weiter. Er war fast am Ziel.

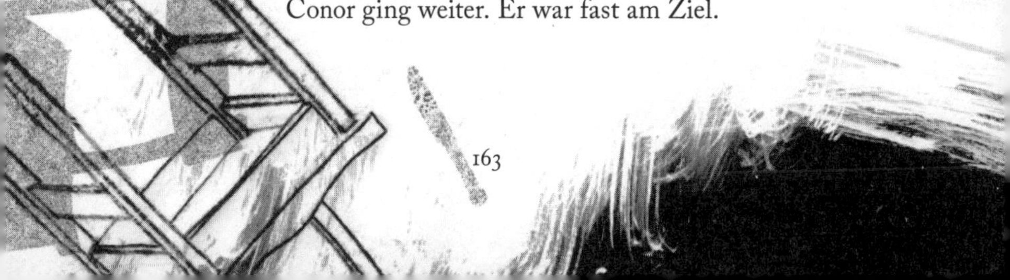

»Conor O'Malley, der bestraft werden will«, sagte Harry, immer weiter zurückweichend, die Augen starr auf Conor gerichtet. »Conor O'Malley, der glaubt, dass er unbedingt bestraft werden *muss*. Warum eigentlich, Conor O'Malley? Was hast du denn für furchtbare Geheimnisse?«

»Du *hältst die Klappe*«, sagte Conor.

Und er hörte die Stimme des Monsters es mit ihm sagen.

Harry machte einen weiteren Schritt rückwärts und stieß an ein Fenster. Es war, als hielte die ganze Schule den Atem an, gespannt darauf, was Conor tun würde. Er registrierte, dass ein oder zwei Lehrer, die endlich bemerkt hatten, dass in der Cafeteria etwas vorging, von draußen nach ihnen riefen.

»Aber weißt du, was *ich* sehe, wenn ich dich anschaue, O'Malley?«, sagte Harry.

Conor ballte die Fäuste.

Harry beugte sich mit blitzenden Augen vor. »Ich sehe *nichts*«, sagte er.

Ohne sich umzudrehen, stellte Conor dem Monster eine Frage: »Was hast du gemacht, um dem unsichtbaren Mann zu helfen?«

Und wieder fühlte er die Stimme des Monsters, als wäre sie in seinem eigenen Kopf.

Ich habe sie das Hinsehen gelehrt, sagte es.

Conor ballte die Faust noch fester.

Dann tat das Monster einen Satz, um Harry das Hinsehen zu lehren.

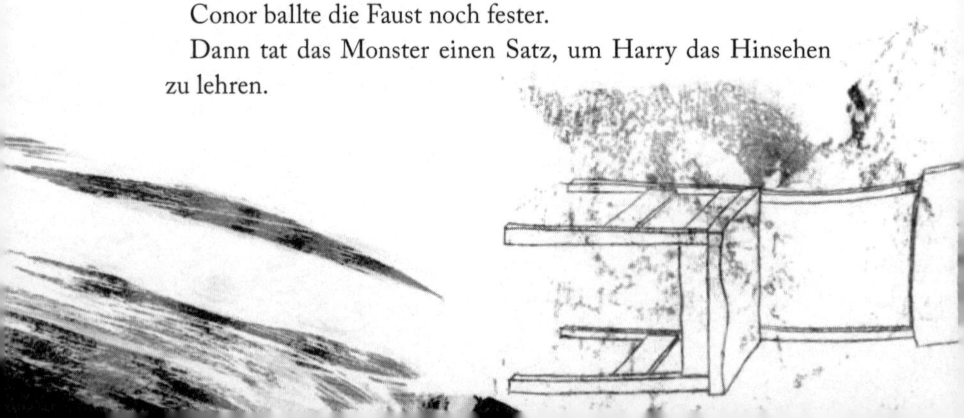

STRAFE

»Ich weiß gar nicht, was ich sagen soll.« Die Schulleiterin seufzte verzweifelt und schüttelte den Kopf. »Was soll ich denn bitte dazu sagen, Conor?«

Conor heftete den Blick auf den Teppich, der die Farbe verschütteten Weins hatte. Miss Kwan war auch da, sie saß hinter ihm, so als ob sie fürchteten, er könnte womöglich versuchen zu fliehen. Er spürte mehr, als dass er sah, wie die Schulleiterin sich vorbeugte. Sie war älter als Miss Kwan. Und in gewisser Weise doppelt so einschüchternd.

»Du hast ihn *krankenhausreif* geprügelt, Conor«, sagte sie. »Du hast ihm den Arm und die Nase gebrochen, und ich bezweifle, dass seine Zähne je wieder hübsch aussehen werden. Seine Eltern drohen damit, die Schule zu verklagen und auch gegen dich Anzeige zu erstatten.«

Als er das horte, blickte Conor auf.

»Sie waren ein bisschen hysterisch, Conor«, sagte Miss Kwan hinter ihm, »und ich kann es ihnen nicht verdenken. Aber ich habe ihnen erklärt, was sich hier in letzter Zeit abgespielt hat. Dass er dich gemobbt hat und dass du gegenwärtig in einer … besonderen Situation bist.«

Bei den letzten Worten zuckte Conor zusammen.

»Die Sache mit dem Mobbing hat ihnen zu denken gegeben«, fuhr Miss Kwan in leicht spöttischem Ton fort. »So eine

Anschuldigung macht sich heutzutage bei Bewerbungen an Universitäten offenbar nicht gut.«

»Aber darum geht es gar nicht!«, sagte die Schulleiterin so laut, dass sowohl Conor als auch Miss Kwan erschraken. »Ich kann mir ja noch nicht einmal erklären, *was da* überhaupt passiert ist.« Sie warf einen Blick in die Papiere auf ihrem Schreibtisch, Berichte von Lehrern und anderen Schülern, wie Conor vermutete. »Ich weiß einfach nicht, wie es möglich sein soll, dass ein Junge allein so viel Schaden anrichtet.«

Conor hatte regelrecht *gespürt,* was das Monster mit Harry machte. Als das Monster Harry am Hemd packte, hatte Conor den Stoff an seinen eigenen Handflächen gespürt. Als das Monster zuschlug, hatte Conor den Schmerz in seiner eigenen Faust gespürt. Als das Monster Harry den Arm auf den Rücken drehte, hatte Conor gespürt, wie Harrys Muskeln Widerstand leisteten.

Wie sie Widerstand leisteten, aber nichts auszurichten vermochten.

Denn wie könnte ein Junge ein Monster besiegen?

Er erinnerte sich an all das Geschreie und Gerenne. Daran, wie die anderen Schüler losgelaufen waren, um Lehrer zu holen. Daran, wie der Kreis um ihn herum weiter und weiter geworden war, als das Monster erzählte, was es alles für den unsichtbaren Mann getan hatte.

Nie wieder unsichtbar, sagte das Monster immer wieder, während es Harry verprügelte. *Nie wieder unsichtbar.*

Es kam der Moment, in dem Harry aufhörte, sich zu wehren, weil das Monster zu heftig, zu häufig, zu schnell draufl0sschlug, der Moment, in dem er das Monster anflehte, von ihm abzulassen.

Nie wieder unsichtbar, sagte das Monster, als es schließlich innehielt, die gewaltigen Fäuste geballt wie eine Gewitterwolke beim Donnerschlag.

Es wandte sich Conor zu.

Aber es gibt Schlimmeres, als unsichtbar zu sein, sagte es.

Dann verschwand es und ließ Conor allein über dem zitternden, blutenden Harry stehen.

Jetzt starrten alle Conor an. Alle konnten ihn sehen, aller Augen waren auf ihn gerichtet. Es herrschte Schweigen im Raum, zu viel Schweigen für so viele Schüler, und bevor die Lehrer es beendeten – wo waren sie gewesen? Hatte das Monster sie daran gehindert, etwas zu sehen? Oder war es einfach zu schnell gegangen? –, konnte man den Wind durch ein offenes Fenster hereinströmen hören, einen Wind, der ein paar grüne Nadeln auf den Boden wehte.

Dann wurde Conor von Erwachsenenhänden gepackt, die ihn wegzerrten.

»Was hast du zu deiner Verteidigung zu sagen?«, fragte die Schulleiterin.

Conor zuckte mit den Schultern.

»Ich brauche schon mehr als das«, sagte sie. »Du hast ihn ernsthaft verletzt.«

»Das war ich nicht«, murmelte Conor.

»Wie bitte?«, fragte sie scharf.

»Das war ich nicht«, sagte Conor deutlicher. »Es war das Monster.«

»Das Monster«, sagte die Schulleiterin.

»Ich habe Harry nicht mal angerührt.«

Die Schulleiterin stützte sich mit den Ellbogen auf den Schreibtisch und legte die Fingerspitzen aneinander. Sie blickte zu Miss Kwan.

»Ein ganzer Speisesaal hat dich beobachtet, Conor«, sagte Miss Kwan. »Alle haben gesehen, wie du Harry zu Boden geschlagen hast. Wie du ihn über einen Tisch geschubst und seinen Kopf auf den Boden geknallt hast.« Miss Kwan lehnte sich vor. »Sie haben dich irgendwas von ›gesehen werden‹ brüllen hören. Davon, nicht mehr unsichtbar zu sein.«

Conor bog vorsichtig die Handgelenke hin und her. Sie taten wieder weh. Genauso wie vor ein paar Tagen, als er das Wohnzimmer seiner Großmutter zerstört hatte.

»Ich kann verstehen, wie wütend du sein musst«, sagte Miss Kwan, und ihre Stimme wurde ein wenig sanfter. »Wir konnten ja noch nicht mal deine Eltern erreichen oder sonst irgendjemanden, der für dich verantwortlich ist.«

»Mein Vater ist nach Amerika zurückgeflogen«, sagte Conor. »Und meine Großmutter stellt jetzt immer ihr Handy auf lautlos, um meine Mutter nicht zu wecken.« Er kratzte sich am Handrücken. »Aber Grandma ruft Sie bestimmt nachher noch an.«

Die Direktorin lehnte sich mit ihrem vollen Gewicht im Stuhl zurück. »Die Schulordnung schreibt den sofortigen Ausschluss vor«, sagte sie.

Conor wurde flau im Magen und er spürte seinen ganzen Körper wie unter einer tonnenschweren Last zusammensacken.

Doch dann begriff er, dass sein Körper zusammensackte, weil die Last von ihm *genommen* worden war.

Diese Erkenntnis, ja *Erleichterung* durchströmte ihn mit solcher Macht, dass er an Ort und Stelle, dort im Büro der Schulleiterin, beinahe zu weinen anfing.

Er würde bestraft werden. Endlich war es so weit. Alles würde endlich wieder seine Ordnung haben. Sie würde ihn von der Schule ausschließen.

Jetzt bekam er seine Strafe.

Gott sei Dank, Gott sei *Dank* –

»Aber wie könnte ich das tun?«

Conor erstarrte.

»Wie könnte ich das tun und mich weiterhin eine Lehrerin nennen?«, sagte sie. »Bei allem, was du durchmachst.« Sie legte die Stirn in Falten. »Bei allem, was wir über Harry wissen.« Sie schüttelte leicht den Kopf. »Wir werden eines Tages noch einmal darüber reden, Conor O'Malley. Da kannst du *sicher* sein.« Sie begann, die Zettel auf dem Schreibtisch einzusammeln. »Aber nicht heute.« Sie sah ihn ein letztes Mal an. »Im Moment hast du ganz andere Sorgen.«

Conor brauchte einen Augenblick, bis er verstand, dass es vorbei war.

Das war's. Mehr konnte er nicht erwarten.

»Sie werden mich nicht bestrafen?«, fragte er.

Die Schulleiterin lächelte ihn bekümmert, beinahe freundlich an und sagte dann fast genau das Gleiche, was auch sein Vater zu ihm gesagt hatte.

»Wozu in aller Welt sollte das gut sein?«

Miss Kwan brachte ihn zurück in den Unterricht. Die zwei Schüler, denen sie auf dem Gang begegneten, quetschten sich an der Wand entlang, um ihn vorbeizulassen.

Als er die Klassenzimmertür öffnete, verfielen alle in Schweigen, und niemand, nicht einmal der Lehrer, sagte ein Wort, während Conor zu seinem Platz ging. Lily, die am Nebentisch saß, schien kurz davor, ihn anzusprechen. Doch sie tat es nicht.

Bis zum Ende des Schultags redete keiner mehr mit ihm.

Es gibt Schlimmeres, als nicht gesehen zu werden, hatte das Monster gesagt, und es hatte recht.

Conor war nicht mehr unsichtbar. Jetzt sahen ihn alle.

Aber er war ihnen ferner denn je.

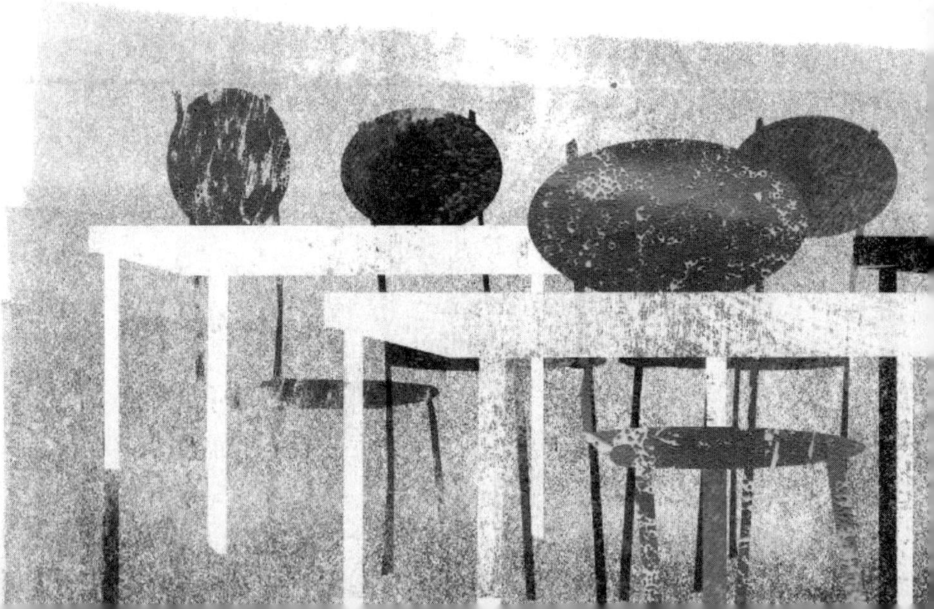

EIN ZETTEL

Ein paar Tage vergingen. Dann noch ein paar. Es war schwer zu sagen, wie viele es genau waren. Conor kamen sie alle wie ein einziger langer, grauer Tag vor. Er stand morgens auf, und seine Großmutter sprach nicht mit ihm, nicht einmal über den Anruf der Schulleiterin. Er ging zur Schule, und auch dort sprach niemand mit ihm. Er besuchte seine Mutter im Krankenhaus, und sie war zu müde, um mit ihm zu sprechen. Sein Vater rief an, und er hatte nichts zu sagen.

Auch vom Monster war seit dem Angriff auf Harry kein Lebenszeichen mehr gekommen, obwohl doch nun eigentlich Conor an der Reihe gewesen wäre, eine Geschichte zu erzählen. Jede Nacht wartete Conor. Jede Nacht wieder tauchte es nicht auf. Vielleicht, weil es wusste, dass Conor nicht wusste, was für eine Geschichte er erzählen sollte. Oder dass er es zwar *wusste*, aber sich weigern würde, sie zu erzählen. Irgendwann schlief Conor dann immer ein und der Albtraum kam. Er kam jetzt jedes Mal,

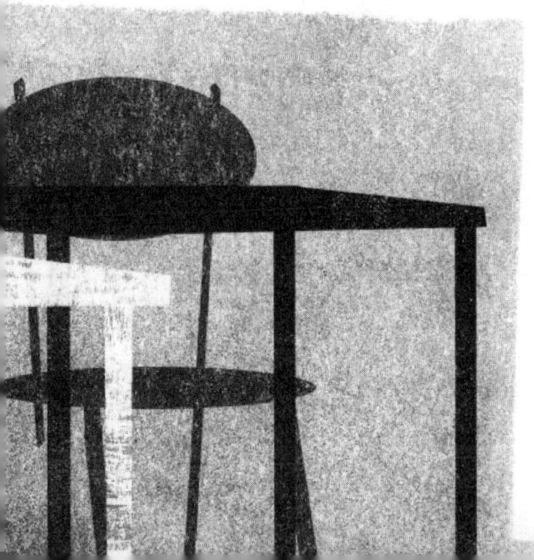

wenn Conor schlief, und war noch schrecklicher als früher, falls das überhaupt möglich war. Conor wachte drei- oder viermal in der Nacht schreiend auf, einmal so laut, dass seine Großmutter bei ihm anklopfte, um zu fragen, ob alles in Ordnung sei.

Doch in sein Zimmer kam sie nicht.

Das Wochenende verbrachte er im Krankenhaus, auch wenn die Wirkung des neuen Medikaments seiner Mutter auf sich warten ließ und man in der Zwischenzeit eine Lungenentzündung bei ihr festgestellt hatte. Noch dazu waren ihre Schmerzen stärker geworden, sodass sie wegen der Betäubungsmittel die meiste Zeit entweder schlief oder kaum verständliches Zeug redete. Wenn sie so war, schickte Conors Großmutter ihn immer aus dem Zimmer, und durch das viele Herumwandern wurde ihm das Krankenhaus so vertraut, dass er sogar einer alten Frau, die sich verlaufen hatte, den direkten Weg zur Röntgenabteilung zeigen konnte.

Einmal an diesem Wochenende kamen auch Lily und ihre Mutter zu Besuch, doch solange sie da waren, hielt er sich tunlichst im Kiosk auf und las Zeitschriften.

Und dann musste er schon wieder in die Schule. Schier unglaublich – für den Rest der Welt ging das Leben einfach weiter.

Für den Rest der Welt, der nicht wartete.

Mrs Marl gab die »Lebens-Geschichten« zurück. Wenigstens all denen, die ein Leben *hatten*. Conor saß, das Kinn in die Hand gestützt, an seinem Platz und sah auf die Uhr. Bis 12:07 waren es immer noch zweieinhalb Stunden. Was wahrscheinlich auch egal war. Er begann allmählich zu glauben, dass das Monster für immer verschwunden war.

Noch einer, der nicht mit ihm sprechen wollte.

»He«, hörte er es ganz in der Nähe flüstern. Bestimmt machte sich da jemand über ihn lustig. Seht euch Conor O'Malley an, sitzt da wie der letzte Depp. Was für ein Spinner.

»He«, hörte er wieder, dieses Mal nachdrücklicher.

Er begriff, dass jemand *ihm* etwas zuflüsterte.

Lily saß gleich auf der anderen Seite des Gangs, wo sie in all den Jahren, seit sie zusammen zur Schule gingen, immer gesessen hatte. Sie blickte unverwandt zu Mrs Marl, aber hinter dem Rücken hielt sie einen zusammengefalteten Zettel.

Einen Zettel für Conor.

»Nimm schon«, zischte sie und wedelte damit.

Conor vergewisserte sich, dass Mrs Marl auch nicht hinschaute, doch die war zu sehr damit beschäftigt, ihre gelinde Enttäuschung darüber zum Ausdruck zu bringen, dass Sullys Leben auffallend starke Ähnlichkeit mit einem gewissen spinnengleichen Superhelden aufwies. Conor streckte schnell den Arm aus und nahm den Zettel an sich.

Er war ungefähr zweihundert Mal gefaltet und ihn aufzumachen in etwa so schwierig, wie einen festen Knoten zu lösen. Er warf Lily einen unwirschen Blick zu, die jedoch weiterhin so tat, als beobachte sie die Lehrerin.

Conor strich den Zettel auf seinem Tisch glatt und las, was darauf stand. Bei all der Falterei waren es nur vier Zeilen.

Vier Zeilen und die Welt wurde still.

Es tut mir leid, dass ich allen von Deiner Mum erzählt habe, lautete die erste Zeile.

Ich vermisse unsere Freundschaft, lautete die zweite.

Geht es Dir gut?, lautete die dritte.

***Ich** sehe Dich,* lautete die vierte, wobei das *Ich* ungefähr hundert Mal unterstrichen war.

Er las den Zettel noch einmal. Und noch einmal.

Dann blickte er wieder zu Lily hinüber, die gerade jede Menge Lob von Mrs Marl einheimste, aber er sah, dass sie heftig errötete, und zwar nicht nur wegen der Dinge, die Mrs Marl zu ihr sagte.

Diskret über Conor hinweggehend, steuerte Mrs Marl den nächsten Tisch an.

Als sie fort war, schaute Lily ihn an. Schaute ihm direkt in die Augen.

Und sie hatte recht. Sie *sah* ihn, sah ihn *wirklich*.

Er musste schlucken, bevor er etwas sagen konnte.

»Lily –«, begann er, doch im selben Moment ging die Tür auf und die Schulsekretärin kam herein, winkte Mrs Marl herbei und flüsterte ihr etwas zu.

Beide drehten sich um und schauten Conor an.

100 JAHRE

Conors Großmutter blieb vor dem Krankenhauszimmer seiner Mutter stehen.

»Kommst du nicht mit rein?«, fragte Conor.

Sie schüttelte den Kopf. »Ich warte unten im Aufenthaltsraum«, sagte sie und überließ ihn sich selbst.

Er hatte ein ganz mulmiges Gefühl im Bauch, als er sich vorzustellen versuchte, was ihn drinnen erwartete. Er war noch nie mitten am Tag aus der Schule geholt worden, auch nicht, als sie vergangene Ostern ins Krankenhaus eingeliefert worden war.

Fragen schossen ihm durch den Kopf.

Fragen, die er beiseiteschob.

Das Schlimmste befürchtend, drückte er die Tür auf.

Doch seine Mutter war wach, ihr Bett in eine Sitzposition gebracht. Noch dazu lächelte sie, und Conors Herz tat einen Sprung. Das Medikament musste gewirkt haben. Die Eibe hatte sie geheilt. Das Monster hatte –

Dann bemerkte er, dass das Lächeln nicht bis zu ihren Augen reichte. Sie war froh, ihn zu sehen, aber auch voller Angst. Und traurig. Und müder, als er es je erlebt hatte, und das wollte einiges heißen.

Und sie hätten ihn ja auch kaum aus der Schule geholt, um ihm mitzuteilen, dass es ihr ein bisschen besser ging.

»Hallo, Großer«, sagte sie, und dabei füllten sich ihre Augen mit Tränen und ihre Stimme war ganz belegt.

Conor spürte, wie er langsam aber sicher sehr, sehr wütend wurde.

»Komm her«, sagte sie und klopfte neben sich auf die Bettdecke.

Er setzte sich jedoch nicht dorthin, sondern fläzte sich in einen Stuhl neben ihrem Bett.

»Wie geht es dir, mein Schatz?«, fragte sie mit dünner Stimme, noch zittriger als am Tag zuvor. Er hatte den Eindruck, dass jetzt noch mehr Schläuche in ihr steckten, die ihr Medikamente und Sauerstoff und wer weiß was alles zuführten. Sie trug keinen Schal um den Kopf und in dem fluoreszierenden Licht des Zimmers war er kahl und weiß. Conor verspürte den fast unwiderstehlichen Drang, ihn zu bedecken, ihn zu schützen, bevor irgendjemand merkte, wie verletzlich er war.

»Was ist los?«, fragte er. »Warum hat Grandma mich aus der Schule geholt?«

»Ich wollte dich *sehen*«, sagte sie, »und da das Morphium mich immer ins Wolkenkuckucksheim befördert, wusste ich nicht, ob ich später noch die Chance dazu haben würde.«

Conor verschränkte die Arme fest vor seiner Brust. »Du bist doch manchmal abends wach«, sagte er. »Du hättest mich heute Abend sehen können.«

Er wusste, dass er eine Frage stellte. Und er wusste, dass sie es wusste.

Weshalb er, als sie wieder zu sprechen anfing, auch wusste, dass sie ihm eine Antwort gab.

»Ich wollte dich *jetzt* sehen, Conor«, sagte sie. Wieder war ihre Stimme belegt und ihre Augen wurden feucht.

»Du willst dich ›mit mir unterhalten‹, stimmt's?«, sagte Conor, viel schärfer, als er es beabsichtigt hatte. »Du willst mir …«

Er sprach den Satz nicht zu Ende.

»Sieh mich an, Großer«, sagte sie, denn er hatte die Augen gesenkt und starrte auf den Boden. Langsam blickte er wieder zu ihr hoch. Sie schenkte ihm ihr extrem müdes Lächeln und ihm fiel auf, wie tief sie in ihren Kissen versank, als hätte sie nicht einmal die Kraft, den Kopf zu heben. Dann wurde ihm klar, dass sie das Bett hochgestellt hatten, weil sie ihn sonst gar nicht hätte ansehen können.

Sie holte erst einmal tief Luft, was zu einem furchtbaren, bedrohlich klingenden Hustenanfall führte. Es dauerte ein paar lange Sekunden, bis er sich gelegt hatte.

»Ich habe heute Morgen mit dem Arzt gesprochen«, sagte sie mit schwacher Stimme. »Das neue Medikament wirkt nicht, Conor.«

»Das von der Eibe?«

»Ja.«

Conor zog die Stirn in Falten. »Wie kann denn das sein?«

Seine Mutter schluckte. »Es ist einfach alles zu schnell gegangen. Es war eine schwache Hoffnung. Und jetzt ist da noch die Lungenentzündung –«

»Aber wie kann es denn sein, dass es *nicht wirkt*?«, fragte Conor noch einmal, und es klang beinahe, als stelle er die Frage jemand anderem.

»Ich weiß«, sagte seine Mutter mit diesem traurigen Lächeln. »Zu Hause, als ich Tag für Tag die Eibe betrachtet habe, war mir, als hätte ich einen Freund da draußen, der mir helfen könnte, wenn es ganz schlimm würde.«

Conor hatte die Arme nach wie vor verschränkt. »Aber sie hat dir *nicht* geholfen.«

Seine Mutter schüttelte leicht den Kopf. Sie machte ein sorgenvolles Gesicht und Conor begriff, dass sie sich *um ihn* sorgte.

»Und was passiert jetzt?«, fragte er. »Was machen sie als Nächstes?«

Sie antwortete nicht. Was auch eine Antwort war.

Conor sprach es trotzdem laut aus. »Es gibt nichts mehr, was sie machen können.« Und es war keine Frage.

»Es tut mir so leid, mein Großer«, sagte seine Mutter, und jetzt stahlen sich ihr ein paar Tränen aus den Augen, obwohl sie weiter lächelte. »Mir hat noch nie im Leben etwas so leidgetan.«

Conor sah wieder auf den Boden. Er hatte das Gefühl, als könne er nicht mehr atmen, ja, als presse der Albtraum ihm den Atem regelrecht aus dem Leib. »Du hast gesagt, es würde helfen«, sagte er mit stockender Stimme.

»Ich weiß.«

»Du hast es doch *gesagt*. Du hast *geglaubt*, dass es helfen würde.«

»Ich weiß.«

»Du hast gelogen«, sagte Conor und sah wieder zu ihr hoch. »Du hast die ganze Zeit gelogen.«

»Ich habe *wirklich* geglaubt, dass es helfen würde«, sagte sie. »Das hat mich wahrscheinlich so lange durchhalten lassen, Conor. Dass ich es geglaubt habe, damit du es glaubst.«

»Du hast gelogen«, wiederholte er.

»Ich glaube, tief in deinem Herzen hast du es immer gewusst«, sagte seine Mutter. »Meinst du nicht?«

Conor antwortete ihr nicht.

»Du darfst ruhig wütend sein, mein Schatz«, sagte sie. »Das ist vollkommen in Ordnung, wirklich.« Sie lachte kurz auf. »Ich bin, ehrlich gesagt, auch ziemlich wütend. Aber ich möchte, dass du eins weißt, Conor, und es ist wichtig, dass du mir zuhörst. Hörst du mir zu?«

Sie streckte wieder die Hand nach ihm aus. Nach kurzem Zögern ließ er zu, dass sie seine Hand in die ihre nahm, aber sie fühlte sich ganz schwach an, *so* schwach.

»Du darfst so wütend sein, wie du willst«, sagte sie. »Lass dir das von niemandem ausreden. Weder von deiner Großmutter noch von deinem Vater, noch von sonst jemandem. Und wenn du irgendetwas kaputt machen musst, dann mach es um Gottes willen kaputt, und zwar richtig.«

Er konnte sie nicht ansehen. Es *ging* einfach nicht.

»Und wenn du eines Tages zurückblickst«, sagte sie, und jetzt weinte sie ungehemmt, »und dich schlecht fühlst, weil du so wütend warst – wenn du dich schlecht fühlst, weil du *so wütend* auf mich warst, dass du nicht mal mit mir sprechen konntest, dann musst du dir sagen, Conor, du musst dir sagen, dass es in Ordnung war. Es war in Ordnung. Ich habe es *gewusst*. Ich *weiß* es, verstehst du? Ich weiß alles, was du mir zu sagen hast, ohne dass du es laut auszusprechen brauchst. Verstehst du?«

Er konnte sie immer noch nicht ansehen. Er konnte den Kopf nicht heben, so schwer fühlte er sich an. Sein Oberkörper war ganz vornübergebeugt, als bräche er genau in der Mitte entzwei.

Aber er nickte.

Er hörte sie mit pfeifendem Atem einen langen Seufzer ausstoßen und nahm die Erleichterung darin ebenso wahr wie die Erschöpfung. »Tut mir leid, Großer«, sagte sie. »Ich brauche jetzt wieder was gegen die Schmerzen.«

Er ließ ihre Hand los. Sie drückte auf einen Knopf an dem Gerät neben ihrem Bett, das ihr derart starke Schmerzmittel zuführte, dass es ihr danach nie gelang, wach zu bleiben. Als sie fertig war, nahm sie wieder seine Hand.

»Ich wünschte, ich hätte hundert Jahre«, sagte sie ganz leise. »Hundert Jahre, nur für dich.«

Er antwortete nicht. Ein paar Sekunden später hatte das Medikament sie einschlafen lassen, aber das spielte keine Rolle.

Sie hatten sich unterhalten.

Es gab nichts mehr zu sagen.

»Conor?«, sagte seine Großmutter, als sie irgendwann – Conor wusste nicht, wie viel Zeit vergangen war – den Kopf zur Tür hereinsteckte.

»Ich möchte nach Hause«, sagte er leise.

»Conor –«

»Zu *mir* nach Hause«, sagte er und hob den Kopf. Seine Augen waren rot vor Trauer, Scham und *Wut*. »Dahin, wo die Eibe ist.«

WOZU BIST DU DENN GUT?

»Ich fahre wieder ins Krankenhaus, Conor«, sagte seine Großmutter, als sie ihn vor seinem Haus absetzte. »Ich lasse sie nicht gern so zurück. Was brauchst du denn so Wichtiges?«

»Ich muss etwas erledigen«, sagte Conor, während er das Haus betrachtete, in dem er sein ganzes Leben verbracht hatte. Es wirkte leer und fremd, obwohl er nicht lange fort gewesen war.

Ihm dämmerte, dass es vermutlich nie wieder sein Zuhause sein würde.

»Ich hole dich in einer Stunde ab«, sagte seine Großmutter. »Wir essen dann im Krankenhaus zu Abend.«

Conor hörte gar nicht hin. Er war schon dabei, die Wagentür hinter sich zuzumachen.

»In einer Stunde«, rief seine Großmutter ihm durch die geschlossene Tür zu. »Es ist wichtig, dass du heute Abend da bist.«

Conor stieg die Stufen zur Haustür hinauf.

»Conor?«, rief seine Großmutter ihm nach. Aber er blickte sich nicht um.

Er hörte kaum, wie ihr Wagen auf die Straße einbog und davonfuhr.

Drinnen roch es nach Staub und abgestandener Luft. Er nahm sich noch nicht einmal die Zeit, die Tür wieder zu schließen, sondern ging geradewegs in die Küche und sah aus dem Fenster.

Da auf dem Hügel stand die Kirche. Da war die Eibe und hielt Wache über den Friedhof.

Conor ging hinaus in den Garten. Er kletterte auf den Gartentisch, wo seine Mutter im Sommer immer *Pimm's* getrunken hatte, zog sich am Zaun hoch und sprang hinüber. Das hatte er als ganz, ganz kleiner Junge zuletzt getan, vor so langer Zeit, dass es sein Vater gewesen war, der ihn dafür bestraft hatte. Die Lücke im Stacheldraht bei den Bahngleisen war immer noch da. Er zwängte sich hindurch, riss sich das Hemd dabei auf, doch das scherte ihn nicht.

Kaum achtgebend, ob auch kein Zug kam, überquerte er die Gleise, stieg über einen weiteren Zaun und erreichte den Fuß des Hügels. Er hüpfte über die niedrige Steinmauer, die den Friedhof begrenzte, und lief zwischen den Grabsteinen hinauf zur Kirche, wobei er die ganze Zeit den Baum im Blick behielt.

Und die ganze Zeit blieb es ein Baum.

Conor begann zu laufen.

»Wach auf!«, rief er, noch bevor er bei ihm war. »WACH AUF!«

Dann stand er direkt vor dem Stamm und fing an, dagegen zu treten. »*Wach auf*, hab ich gesagt! Es ist mir egal, wie viel Uhr es ist!«

Er trat noch einmal zu.

Und fester.

Und noch einmal.

Und der Baum trat so plötzlich zur Seite, dass Conor das Gleichgewicht verlor und hinfiel.

Du wirst dir noch wehtun, wenn du so weitermachst, sagte das Monster, das jetzt hoch über ihm aufragte.

»Es hat nicht geholfen!«, rief Conor, während er sich aufrappelte. »Du hast gesagt, die Eibe würde sie heilen, aber das hat sie nicht getan!«

Ich habe gesagt, wenn sie geheilt werden könne, werde die Eibe es tun, sagte das Monster. *Wie es scheint, konnte sie nicht geheilt werden.*

Die Wut in Conors Brust dehnte sich aus und ließ ihm das Herz gegen die Rippen hämmern. Er stürzte sich auf die Beine des Monsters und schlug wie wild mit den Händen auf die Rinde ein, womit er sich im Nu Schrammen und Blutergüsse einhandelte. »Heile sie! Du musst sie heilen!«

Conor, sagte das Monster.

»Wozu bist du denn *gut*, wenn du sie nicht heilen kannst?«, sagte Conor, immer weiter auf den Baum einprügelnd. »Bloß dazu, blöde Geschichten zu erzählen und mich in Schwierigkeiten zu bringen und dafür zu sorgen, dass alle mich so angucken, als ob ich eine ansteckende Krankheit hätte –«

Er hielt inne, weil das Monster ihn mit einer Hand gepackt und hoch in die Luft gehoben hatte.

Du bist es, der mich gerufen hat, Conor O'Malley, sagte es und sah ihn ernst an. *Du bist es, der die Antworten auf diese Fragen kennt.*

»Wenn ich dich gerufen habe«, sagte Conor mit feuerrotem Gesicht, während ihm Tränen der Wut, die er selbst kaum wahrnahm, über die Wangen strömten, »dann damit du sie rettest! Damit du sie heilst!«

Ein Rascheln ging durch die Nadeln des Monsters, als bewege der Wind sie mit einem langen, langsamen Seufzer.

Ich bin nicht gekommen, um sie zu heilen, sagte das Monster. *Ich bin gekommen, um dich zu heilen.*

»Mich?«, sagte Conor und hörte auf, in der Hand des Monsters herumzuzappeln. »Ich brauche nicht geheilt zu werden. Mum ist doch diejenige, die …«

Aber er konnte es nicht sagen. Selbst jetzt konnte er es nicht sagen. Obwohl seine Mutter und er sich unterhalten hatten. Und obwohl er es die ganze Zeit gewusst hatte. Denn *natürlich* hatte er es gewusst, *natürlich* wusste er es, und wenn er es tausendmal nicht hatte wahrhaben wollen. Aber er konnte es *trotzdem* nicht sagen.

Konnte nicht sagen, dass sie –

Er weinte noch immer heftig und bekam kaum Luft. Ihm war, als ob er gleich zerspringen, als ob er einfach entzweibrechen würde.

Er blickte wieder zum Monster hoch. »Hilf mir«, sagte er leise.

Es ist Zeit, sagte das Monster, *für die vierte Geschichte.*

Conor stieß einen wütenden Schrei aus. »Nein! Das meine ich nicht! Es passieren gerade viel wichtigere Dinge!«

Ja, sagte das Monster. *Ja, das stimmt.*

Es öffnete seine freie Hand.

Der Nebel hüllte sie wieder ein.

Und einmal mehr waren sie mitten in dem Albtraum.

DIE VIERTE GESCHICHTE

Obwohl er von der großen, starken Hand des Monsters gehalten wurde, fühlte Conor, wie das Grauen ihn überflutete, fühlte, wie das tiefschwarze Dunkel seine Lunge zu füllen begann und ihm die Luft nahm, fühlte sich wie im freien Fall –

»Nein!«, rief er und fing wieder an zu zappeln, doch das Monster hielt ihn fest.

»Nein! Bitte!«

Der Hügel, die Kirche, der Friedhof, alles war verschwunden, sogar die Sonne hatte sich verzogen und sie mitten in eisiger Finsternis zurückgelassen, einer Finsternis, die Conor verfolgte, seit seine Mutter zum ersten Mal ins Krankenhaus eingeliefert worden war, seit die Behandlungen angefangen hatten, bei denen sie ihre Haare verlor.

Genau genommen schon seit sie diese Grippe gehabt hatte, die nicht weggehen wollte und, wie sich beim Arzt herausstellte, auch gar keine Grippe *war*, oder auch schon seit sie immer öfter über diese Müdigkeit geklagt hatte, ja eigentlich seit *noch* viel längerer Zeit, die sich wie eine Ewigkeit anfühlte, war der Albtraum da, stellte ihm nach, umkreiste ihn, isolierte ihn, machte ihn einsam.

Ihm war, als wäre er nie irgendwo anders gewesen.

»Hol mich hier raus!«, brüllte er. »Bitte!«

Es ist Zeit, sagte das Monster, *für die vierte Geschichte.*

»Ich kenne keine Geschichten!«, sagte Conor, und in seinem Kopf drehte sich alles, solche Angst hatte er.

Wenn du sie nicht erzählst, sagte das Monster, *muss ich es für dich tun.* Es hob Conor ganz nah vor sein Gesicht. *Und eins kannst du mir glauben:* ***Das willst du nicht.***

»Bitte«, sagte Conor noch einmal. »Ich muss wieder zu meiner Mum.«

Aber, sagte das Monster und wandte sich der Finsternis zu, *sie ist doch schon hier.*

Das Monster setzte ihn jäh ab, ließ ihn fast fallen, sodass Conor auf allen vieren landete.

Er kannte den kalten Boden unter seinen Händen, kannte die Lichtung, auf der er sich befand, die an drei Seiten von einem dunklen, undurchdringlichen Wald und an der vierten von einer Klippe begrenzt war, die sich in noch mehr tiefschwarzem Dunkel verlor.

Und am Rand der Klippe seine Mutter.

Sie wandte ihm den Rücken zu, blickte aber lächelnd über die Schulter zurück. Sie wirkte genauso schwach, wie er sie im Krankenhaus erlebt hatte, und winkte ihm zu, als sie ihn sah.

»Mum!«, brüllte Conor. Er fühlte sich bleischwer, zu schwer, um aufzustehen, so wie jedes Mal, wenn der Albtraum begann. »Du musst hier weg!«

Seine Mutter rührte sich nicht, obwohl sie ein wenig beunruhigt aussah, als er das rief.

Conor schleppte sich mühsam vorwärts. »Mum, du musst weglaufen!«

»Mir geht es gut, Liebling«, sagte sie. »Du brauchst dir keine Sorgen zu machen.«

»Mum, lauf weg! Bitte, *lauf doch weg*!«

»Aber Liebling, du brauchst –«

Sie hielt inne und drehte sich wieder zum Rand der Klippe um, als habe sie dort etwas gehört.

»Nein«, flüsterte Conor.

Er kroch noch ein Stück voran, aber seine Mutter war zu weit weg, viel zu weit weg, als dass er rechtzeitig hätte bei ihr sein können, und er fühlte sich so *schwer* –

Unterhalb der Klippe ertönte ein dumpfes Geräusch. Ein grollendes, *dröhnendes* Geräusch.

Als ob sich dort etwas Großes rege.

Etwas, was größer war als die Welt.

Und es kam die Klippe heraufgeklettert.

»Conor?«, fragte seine Mutter, die sich wieder zu ihm umgedreht hatte.

Aber Conor wusste Bescheid. Es war zu spät.

Jetzt kam das wahre Monster.

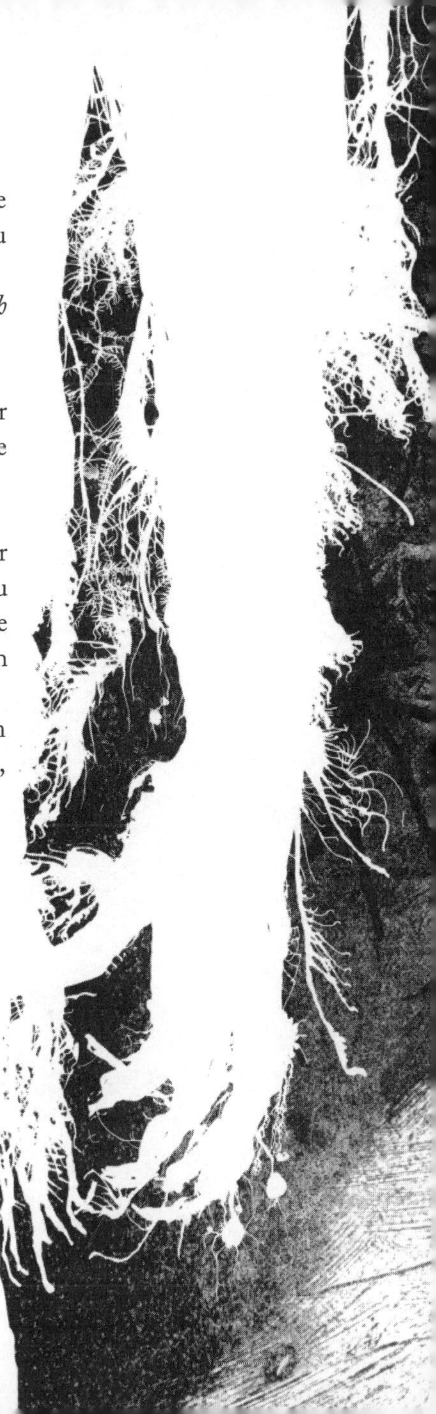

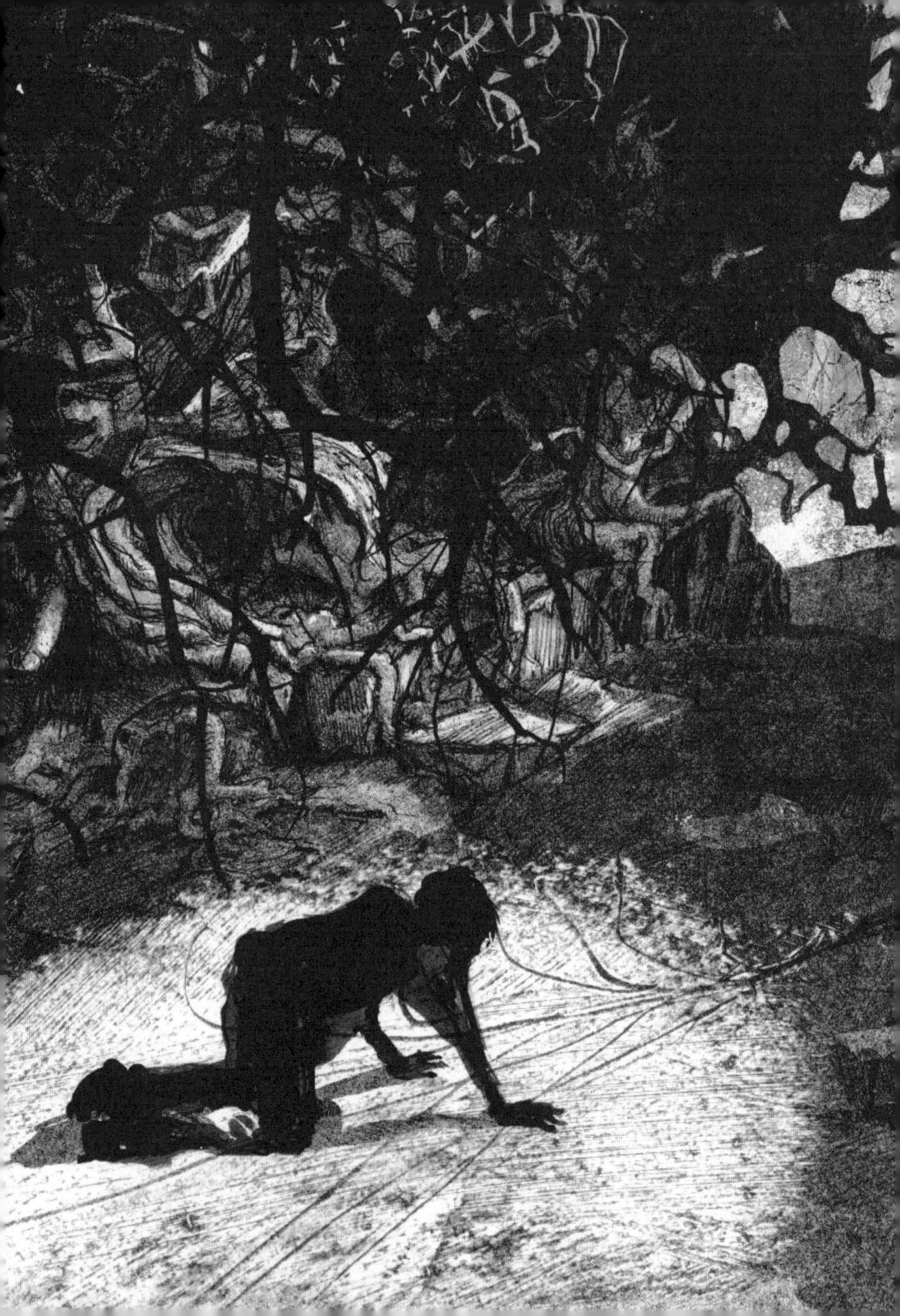

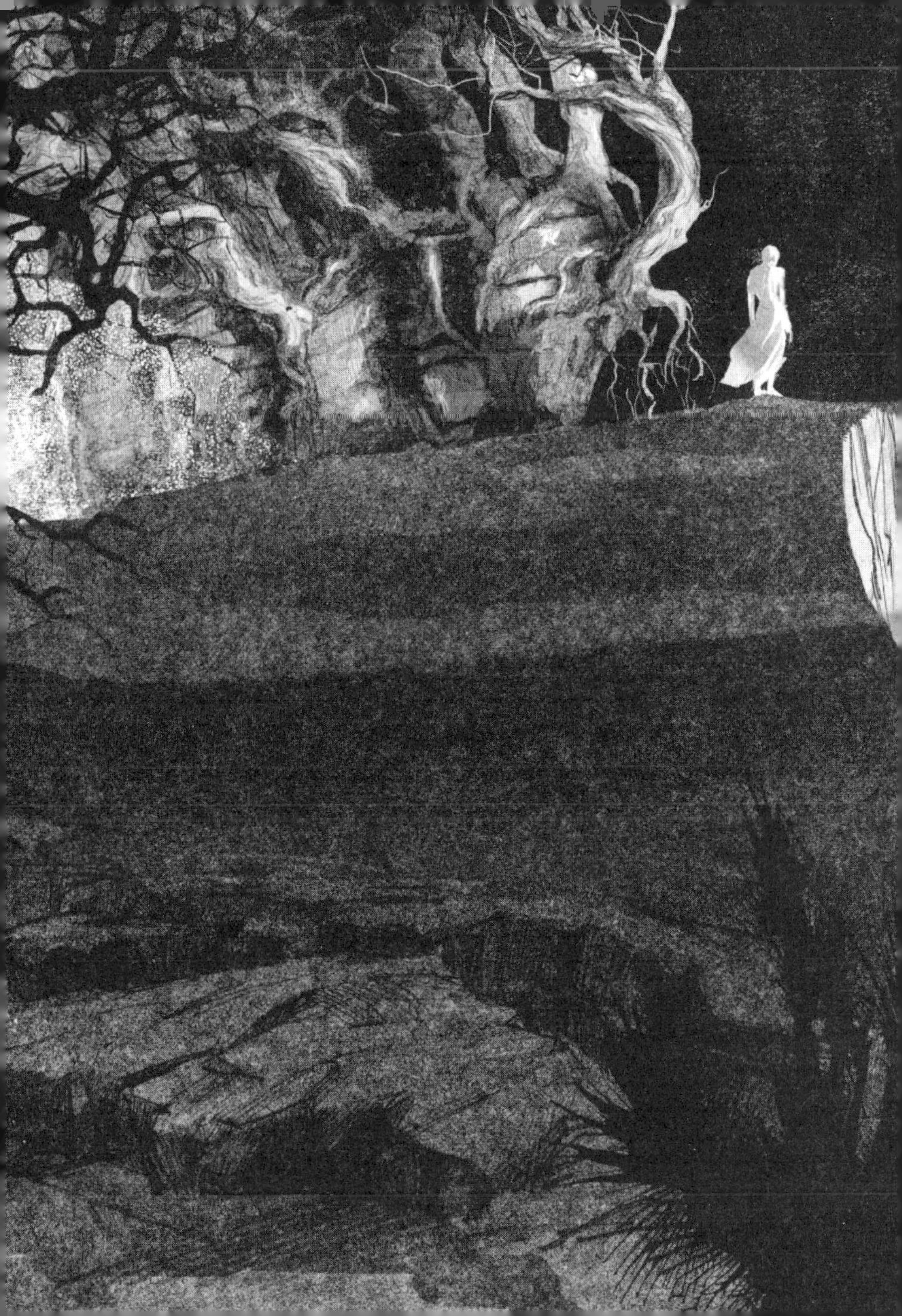

»Mum!«, rief Conor und zwang sich Stück für Stück voran, stemmte sich gegen das unsichtbare Gewicht, das ihn zu Boden zog. »MUM!«

»Conor!«, rief seine Mutter und wich vom Rand der Klippe zurück.

Doch das Grollen wurde lauter. Und lauter. Und immer noch lauter.

»MUM!«

Er wusste, dass er nicht rechtzeitig bei ihr sein würde.

Denn mit lautem Gebrüll hob die Wolke aus brennender Finsternis über der Klippe zwei riesengroße Fäuste. Sie schwebten einen langen Augenblick über seiner Mutter, die rückwärts zu entkommen versuchte.

Aber sie war zu schwach, viel zu schwach –

Und schon sausten die beiden gewaltigen Fäuste gleichzeitig herab und packten seine Mutter, um sie vom Rand der Klippe zu reißen.

Und da, endlich, konnte Conor loslaufen. Mit einem Schrei stürmte er über die Lichtung, rannte so schnell, dass er fast vornüberfiel, machte einen Satz auf sie zu, um nach ihren ausgestreckten Händen zu greifen, gerade als die dunklen Fäuste sie über die Kante zerrten.

Und er bekam ihre Hände zu fassen und hielt sie fest.

Dies war sein Albtraum. Es war der Albtraum, von dem er jede Nacht schreiend aufwachte. Und was darin passierte, passierte jetzt, in diesem Moment, genau hier.

Conor kauerte am Rand der Klippe und bot all seine Kräfte auf, um die Hände seiner Mutter festzuhalten, um zu verhindern, dass sie von der Kreatur unterhalb der Klippe in das tiefschwarze Dunkel hinabgezogen wurde.

Der Kreatur, die er jetzt in voller Größe sehen konnte.

Das *wahre* Monster, das er fürchtete, das, mit dem er gerechnet hatte, als die Eibe zum ersten Mal aufgetaucht war, das richtige Albtraummonster, aus Wolken und Asche und finsteren Flammen gemacht, aber mit richtigen Muskeln, wahrer Kraft, echten roten Augen, die ihn jetzt böse anfunkelten, und blitzenden Zähnen, die seine Mutter bei lebendigem Leib verschlingen würden. *Ich hab schon Schlimmeres erlebt,* hatte Conor der Eibe in jener ersten Nacht gesagt.

Und hier war es nun, dieses Schlimmere.

»Hilf mir, Conor!«, schrie seine Mutter. »Lass nicht los!«

»Ich lass dich nicht los!«, schrie Conor zurück. »Ich versprech's dir!«

Das Albtraummonster brüllte und zog und krallte seine Finger noch fester um ihren Körper.

Und sie begann Conor zu entgleiten.

»Nein!«, rief er.

Seine Mutter schrie vor Angst. »Bitte, Conor! Halt mich fest!«

»Das tue ich doch!«, rief Conor. Er drehte sich zu der Eibe um, die unbewegt dastand. »Hilf mir! Ich kann sie nicht mehr halten!«

Aber die Eibe stand nur da und sah zu.

»Conor!«, schrie seine Mutter.

Und ihre Hände rutschten ihm weg.

»Conor!«, schrie sie wieder.

»Mum!«, rief er und hielt sie, so fest er nur konnte.

Aber seine Mutter entglitt ihm, wurde schwerer und schwerer, je stärker das Albtraummonster an ihr zog.

»Ich rutsche ab!«, brüllte sie.

»NEIN!«, schrie er.

Ihr Gewicht und die Wucht des Albtraums rissen ihn zu Boden.

Wieder schrie sie.

Und wieder.

Und sie war so *schwer*, so entsetzlich schwer.

»Bitte«, flüsterte Conor. »*Bitte.*«

Und hier, hörte er die Eibe hinter sich sagen, *ist die vierte Geschichte.*

»Halt den Mund!«, rief Conor. »*Hilf* mir!«

Hier ist die Wahrheit von Conor O'Malley.

Und seine Mutter schrie.

Und entglitt ihm.

Es war so anstrengend, sie festzuhalten.

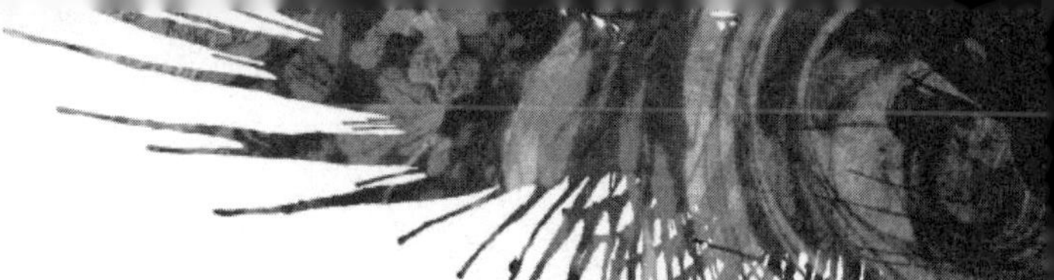

Jetzt oder nie, sagte die Eibe.
Du musst die Wahrheit aussprechen.

»Nein!«, sagte Conor mit erstickter Stimme.

Du musst es tun.

»Nein!«, flüsterte Conor noch einmal, als er in das Gesicht seiner Mutter hinabblickte –

Und mit einem Schlag war die Wahrheit da –

Und der Albtraum erreichte seine Vollendung –

»Nein!«, schrie Conor noch ein letztes Mal –

Und seine Mutter fiel.

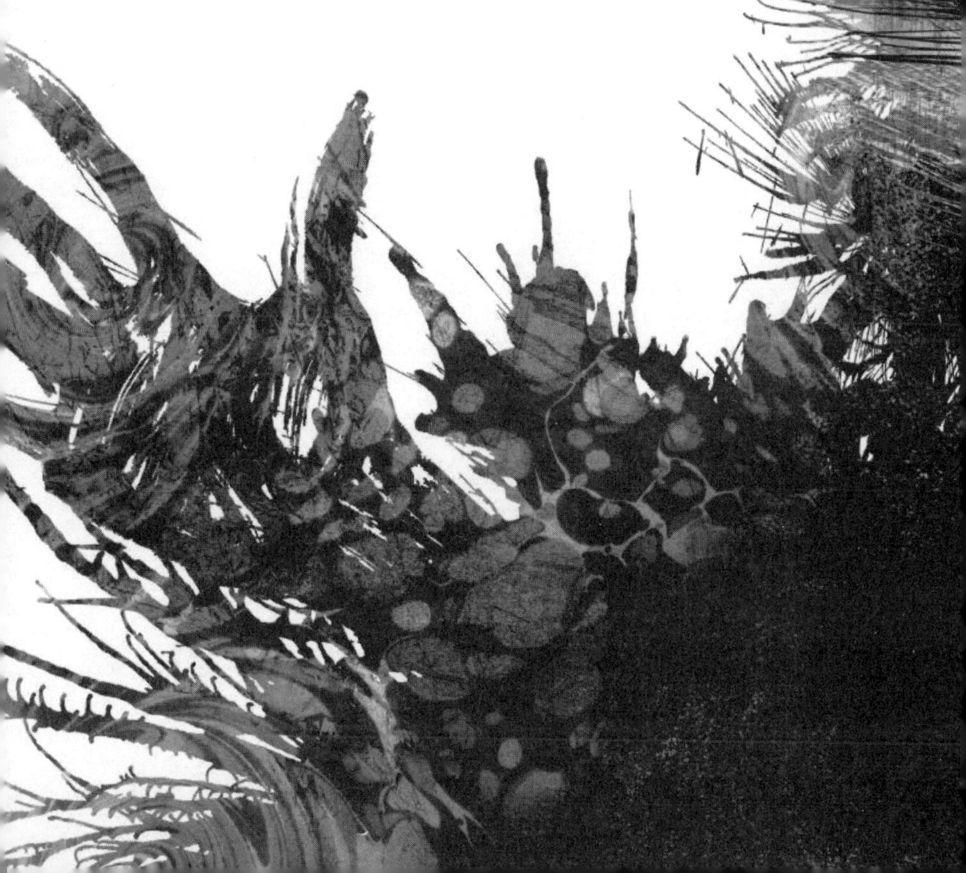

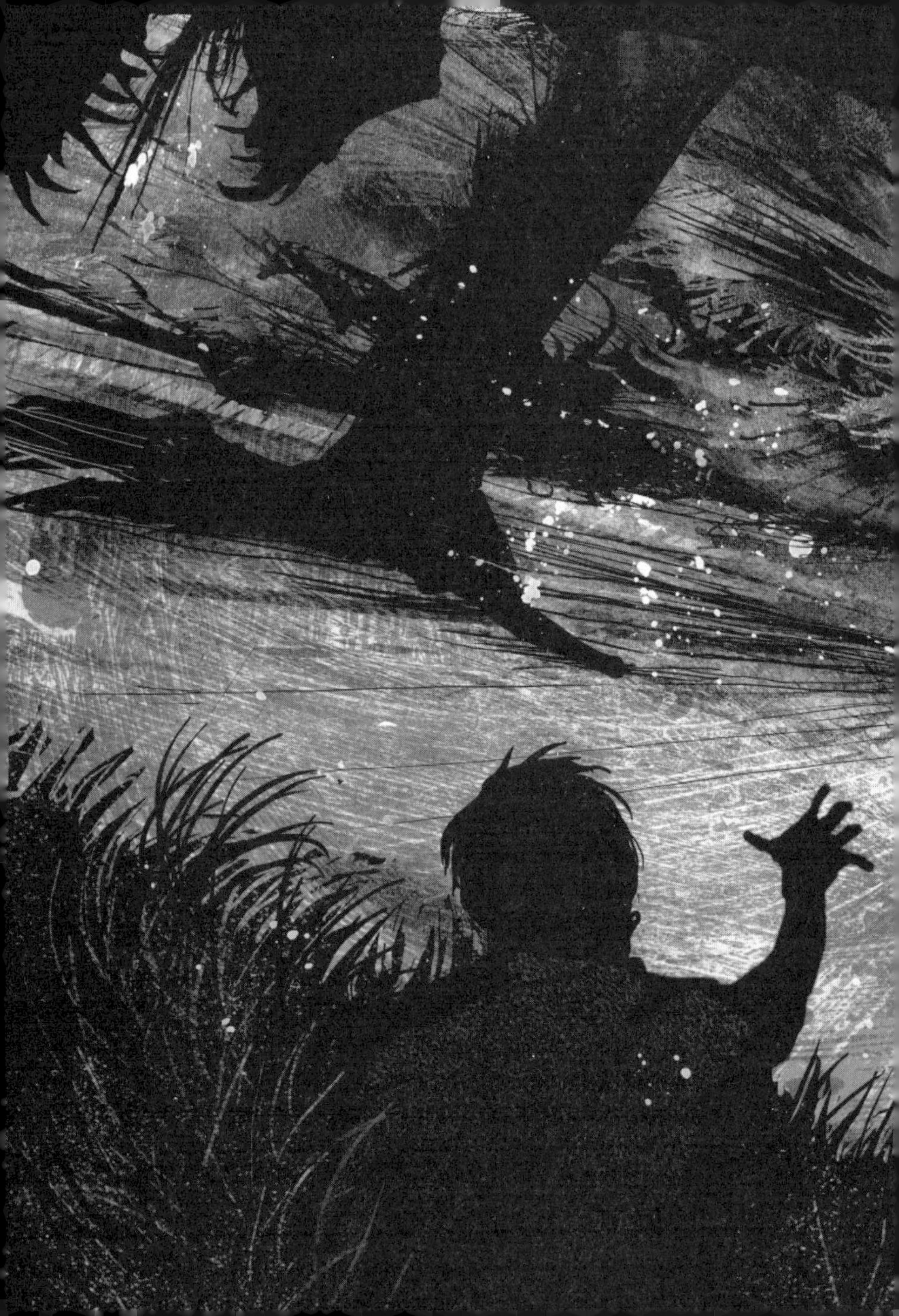

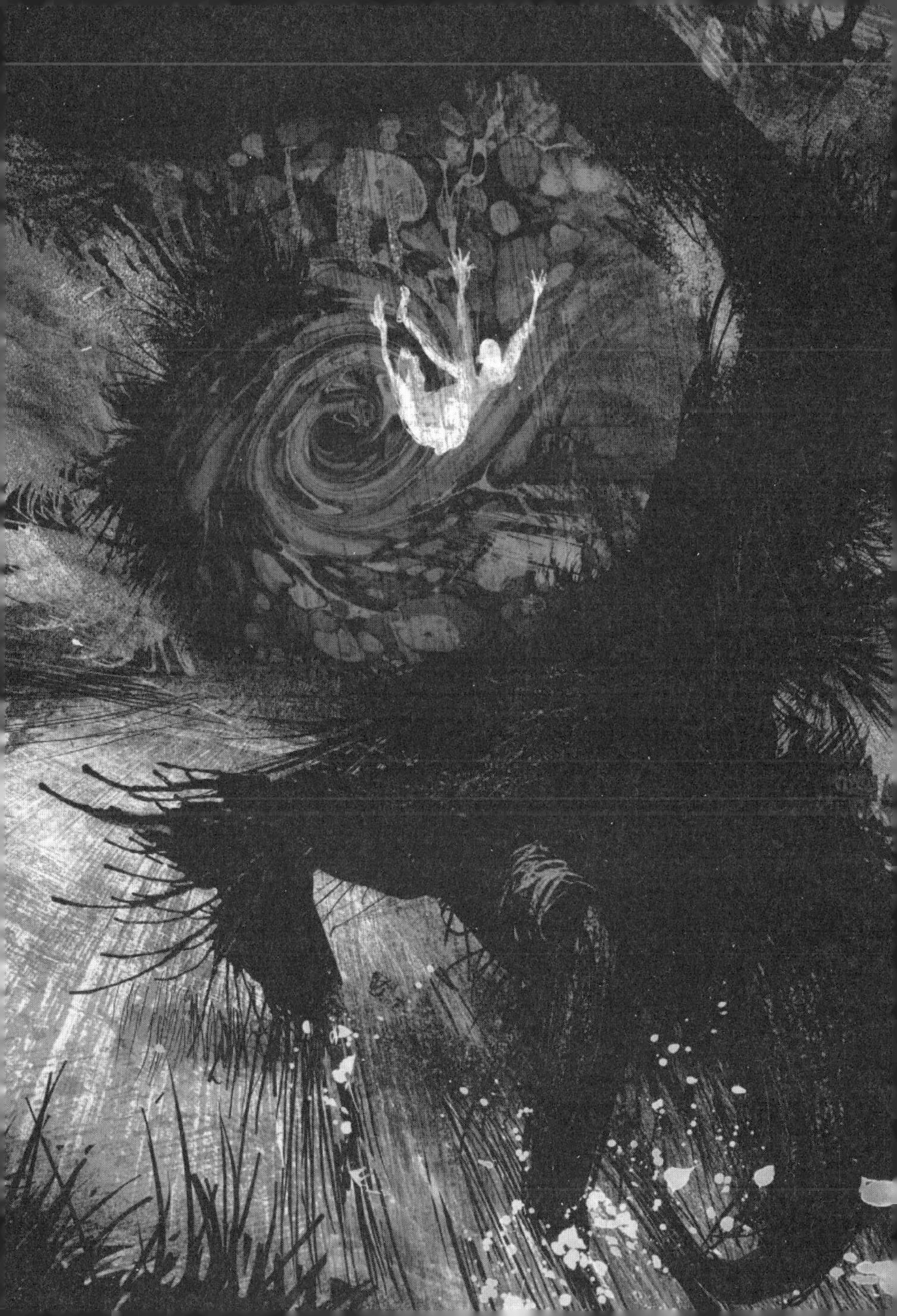

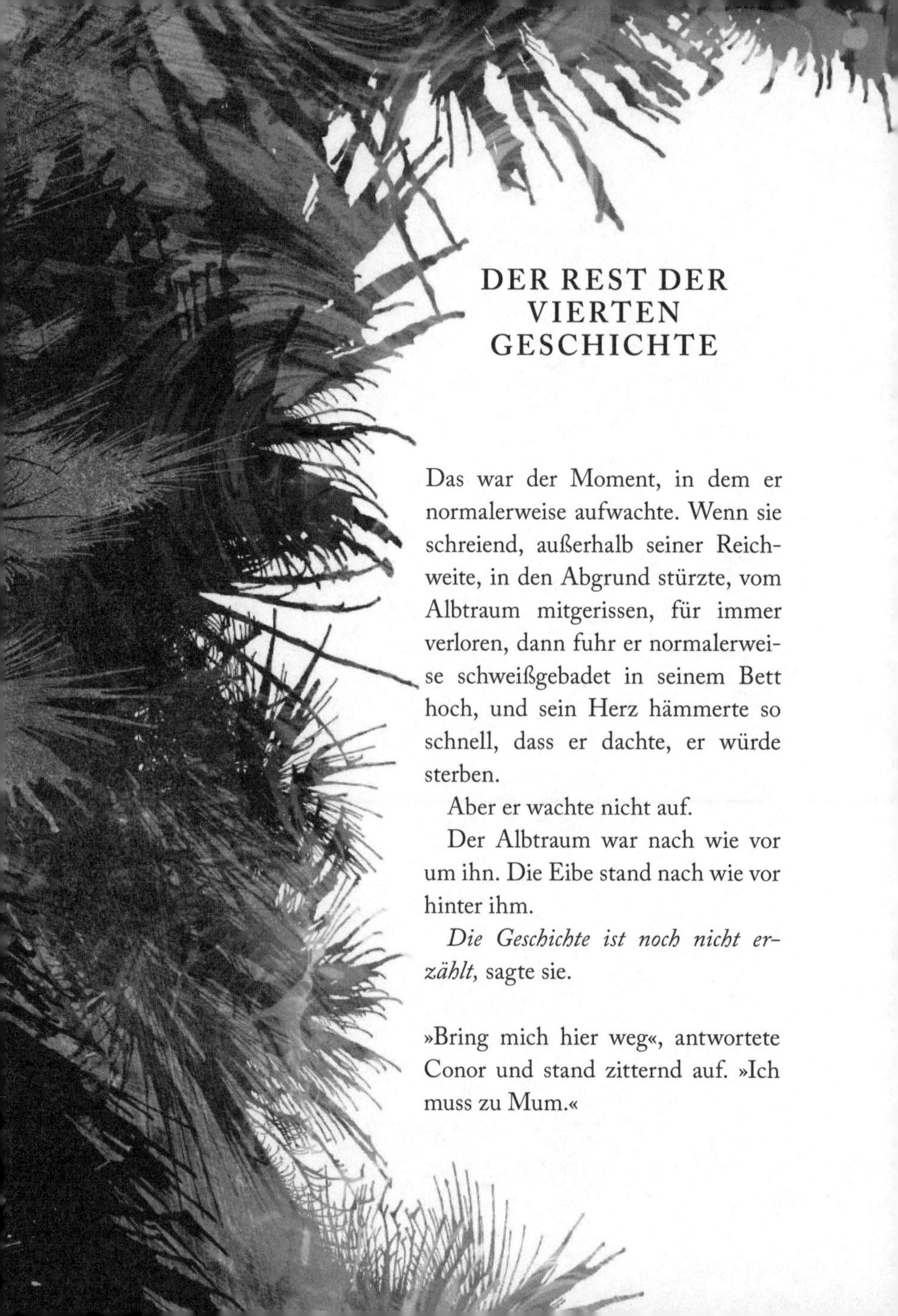

DER REST DER VIERTEN GESCHICHTE

Das war der Moment, in dem er normalerweise aufwachte. Wenn sie schreiend, außerhalb seiner Reichweite, in den Abgrund stürzte, vom Albtraum mitgerissen, für immer verloren, dann fuhr er normalerweise schweißgebadet in seinem Bett hoch, und sein Herz hämmerte so schnell, dass er dachte, er würde sterben.

Aber er wachte nicht auf.

Der Albtraum war nach wie vor um ihn. Die Eibe stand nach wie vor hinter ihm.

Die Geschichte ist noch nicht erzählt, sagte sie.

»Bring mich hier weg«, antwortete Conor und stand zitternd auf. »Ich muss zu Mum.«

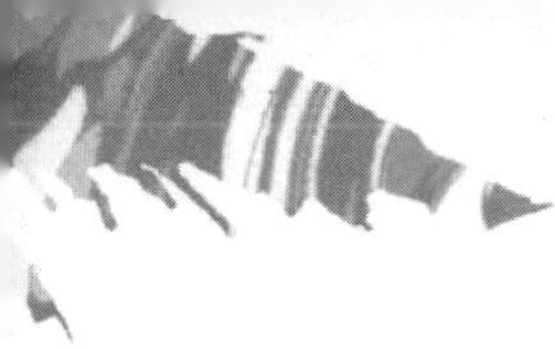

Sie ist nicht mehr hier, Conor, sagte das Baummonster. *Du hast sie losgelassen.*

»Das ist doch nur ein Albtraum.« Conor atmete schwer. »Das ist nicht die Wahrheit.«

Es ist die Wahrheit, entgegnete das Monster. *Und das weißt du auch. Du hast sie losgelassen.*

»Sie ist gefallen«, sagte Conor. »Ich konnte sie nicht mehr halten. Sie war so *schwer* geworden.«

Und da hast du sie losgelassen.

»Sie ist *gefallen*!«, sagte Conor verzweifelt noch einmal lauter.

Der Schmutz und die Asche, die seine Mutter mitgerissen hatten, stiegen jetzt wie Rauchtentakel wieder über den Klippenrand, Rauch, der ihm augenblicklich in Mund und Nase drang, seine Lunge füllte, ihm das Atmen schwermachte.

Du hast sie losgelassen, sagte das Monster.

»Ich hab sie nicht losgelassen!«, schrie Conor mit brüchiger Stimme. »Sie ist gefallen!«

Du musst die Wahrheit sagen, sonst kommst du nie aus diesem Albtraum heraus, sagte das Monster, das jetzt drohend über ihm aufragte, und seine Stimme klang so Furcht einflößend wie noch nie. *Dann wirst du für den Rest deines Lebens allein hier gefangen sein.*

»Bitte lass mich gehen!«, rief Conor und wollte zurückweichen.

Er schrie entsetzt auf, als er sah, dass die Tentakel des Albtraums sich um seine Beine gewunden hatten. Sie warfen ihn zu Boden und begannen, auch seine Arme zu umschlingen. »Hilf mir!«

Sprich die Wahrheit aus!, sagte das Monster mit strenger, noch schrecklicherer Stimme. *Sprich die Wahrheit aus oder du bleibst für immer hier.*

»Was für eine Wahrheit?«, rief Conor, verzweifelt gegen die Tentakel ankämpfend. »Ich weiß nicht, was du meinst!«

Blitzartig tauchte das Gesicht des Monsters aus dem tiefschwarzen Dunkel heraus dicht vor Conors Nase auf.

Doch, das weißt du, sagte es, leise und drohend.

Und mit einem Schlag war alles still.

Denn es stimmte. Ja, Conor wusste es.

Er hatte es immer gewusst.

Er kannte die Wahrheit.

Die wahre Wahrheit. Die Wahrheit des Albtraums.

»Nein«, sagte er ganz leise, als die Tentakel sich ihm um den Hals zu winden begannen. »Nein, das kann ich nicht.«

Du musst es tun.

»Das *kann* ich nicht«, sagte Conor noch einmal.

Doch, das kannst du, erwiderte das Monster, und seine Stimme hatte jetzt einen anderen Ton. Etwas Neues schwang darin mit. So etwas wie –

Wärme.

Da stiegen Conor die Tränen in die Augen. Sie liefen ihm über die Wangen, ohne dass er es verhindern oder sie wegwischen konnte, denn die Tentakel des Albtraums hielten ihn gefangen, hatten fast ganz von ihm Besitz ergriffen.

»Bitte nicht«, sagte Conor. »Bitte zwing mich nicht, es zu sagen.«

Du hast sie losgelassen, sagte das Monster.

Conor schüttelte den Kopf. »Bitte –«

Du hast sie losgelassen, wiederholte das Monster.

Conor kniff fest die Augen zu.

Doch dann nickte er.

Du hättest sie noch länger festhalten können, sagte das Monster, *aber du hast sie fallen lassen. Du hast den Griff gelockert und zugelassen, dass der Albtraum sie mit sich nimmt.*

Conor nickte wieder, und sein Gesicht war vor Schmerz und vom vielen Weinen ganz zerknautscht.

Du wolltest, dass sie fällt.

»Nein«, sagte Conor tränenerstickter Stimme.

Du wolltest, dass sie geht.

»Nein!«

Du musst die Wahrheit aussprechen, und du musst es **jetzt** *tun, Conor O'Malley. Sprich sie aus. Du hast keine Wahl.*

Conor schüttelte wieder den Kopf und presste die Lippen aufeinander, aber er spürte ein Brennen in seiner Brust, wie ein Feuer, das jemand dort entzündet hatte, wie eine Miniatursonne, die vor sich hin glühte und ihn von innen heraus verzehrte.

»Es wird mich umbringen, wenn ich das tue«, brachte er heraus.

Es wird dich umbringen, wenn du es nicht tust, sagte das Monster. *Du musst es aussprechen.*

»Das *kann* ich nicht.«

Du hast sie losgelassen. Warum?

Das tiefschwarze Dunkel wand sich jetzt um Conors Kopf, nahm ihm die Sicht, verschloss ihm Nase und Mund. Er rang nach Luft und bekam keine.

Es erstickte ihn. Es *brachte ihn um* –

Warum, Conor?, insistierte das Monster. *Sag mir WARUM! Bevor es zu spät ist!*

Und plötzlich loderte das Feuer in Conors Brust auf, plötzlich brannte es lichterloh, als wolle es ihn lebendig verschlingen. Es war die Wahrheit, und er wusste es. Ein Stöhnen entrang sich seiner Kehle, ein Stöhnen, das erst zu einem Schrei und dann zu einem lauten Brüllen anwuchs, er öffnete den Mund und das Feuer flammte daraus hervor, wie um alles zu verzehren, es sprang auf das tiefschwarze Dunkel über, auch auf die Eibe, und setzte alles, zusammen mit dem Rest der Welt, in Brand, drängte es zurück, während Conor vor Schmerz und Trauer brüllte und brüllte und brüllte –

Und dann sprach er es aus.

Er sagte die Wahrheit.

Er erzählte den Rest der vierten Geschichte.

»Ich halte es nicht mehr aus!«, rief er, während das Feuer um ihn herum wütete. »Ich halte es nicht aus zu wissen, dass sie gehen wird! Ich will einfach nur, dass es vorbei ist! Ich will, dass es *aufhört*!«

Und dann verschlang das Feuer die Welt und löschte alles aus, auch ihn.

Und er begrüßte es erleichtert, denn das war endlich die Strafe, die er verdiente.

LEBEN NACH DEM TOD

Conor schlug die Augen auf. Er lag im Gras auf dem Hügel oberhalb seines Hauses.

Er war noch am Leben.

Was das Schlimmste war, was hätte passieren können.

»Warum hat es mich nicht umgebracht?«, stöhnte er, das Gesicht in den Händen vergraben. »Ich habe es doch verdient.«

Wirklich?, fragte das Monster, das über ihm stand.

»Ich habe solche Gedanken schon ganz lange«, sagte Conor langsam, gequält. Er bekam die Worte nur mit Mühe über die Lippen. »Ich hab schon ganz lange gewusst, dass sie es nicht schaffen wird, fast von Anfang an. Sie hat gesagt, dass sie wieder gesund werden würde, weil ich es hören wollte. Und ich habe es ihr geglaubt. Aber in Wirklichkeit eben nicht.«

Nein, sagte das Monster.

Conor kämpfte immer noch mit sich. Er schluckte. »Und dann habe ich irgendwann angefangen, mich danach zu sehnen, dass es endlich *vorbei* wäre. Dass ich endlich aufhören könnte, darüber nachzudenken. Weil ich das Warten einfach nicht mehr aushalten konnte. Ich habe es nicht mehr ausgehalten, mich so allein zu fühlen.«

Er fing jetzt richtig an zu weinen, sosehr, wie er noch nie zuvor geweint hatte, nicht mal an dem Tag, als er von der Krankheit seiner Mutter erfuhr.

Und ein Teil von dir wünschte, es würde endlich zu Ende sein, sagte das Monster, *selbst wenn es bedeutete, sie zu verlieren.*

Conor nickte, kaum in der Lage zu sprechen.

Und dann kam der Albtraum. Der Albtraum, der jedes Mal damit endete, dass –

»Ich sie losgelassen habe«, würgte Conor hervor. »Ich hätte sie weiter festhalten können, aber ich habe sie losgelassen.«

Und das, sagte das Monster, *ist die Wahrheit.*

»Aber ich wollte das nicht!«, sagte Conor etwas lauter. »Ich wollte sie nicht loslassen! Und jetzt passiert es wirklich! Jetzt wird sie sterben und es ist meine Schuld.«

Und das, sagte das Monster, *ist ganz und gar nicht die Wahrheit.*

Conors Trauer erfasste seinen ganzen Körper, sie umklammerte ihn so fest wie ein Schraubstock, krampfte sich um ihn wie ein Muskel. Er konnte kaum atmen, so *anstrengend* war sie, also ließ er sich einfach wieder zu Boden sinken und wünschte, sie würde ihn einfach verschlingen.

Er spürte kaum, wie die gewaltigen Hände des Monsters ihn aufhoben und ein Nest für ihn formten. Undeutlich nahm er wahr, wie die Nadeln und Zweige sich um ihn wanden, wie sie weicher und breiter wurden, damit er sich hineinlegen konnte.

»Es ist meine Schuld«, sagte Conor. »Ich habe sie losgelassen. Es ist meine Schuld.«

Es ist nicht deine Schuld, sagte das Monster, und seine Stimme umwehte ihn wie eine Brise.

»Doch.«

Du hast dir nur gewünscht, dass der Schmerz aufhört, sagte das

Monster. *Dein* ***eigener*** *Schmerz. Der dich so einsam gemacht hat. Das ist der allermenschlichste Wunsch, den es gibt.*

»Ich wollte das nicht«, sagte Conor.

Doch, du wolltest es, sagte das Monster, *und du wolltest es auch nicht.*

Conor schniefte und sah in sein Gesicht hinauf, das wie eine Wand vor ihm aufragte. »Wie kann denn beides wahr sein?«

Weil Menschen komplizierte Geschöpfe sind, sagte das Monster. *Wie kann eine Königin sowohl eine gute als auch eine böse Hexe sein? Wie kann ein Prinz Mörder und Retter zugleich sein? Wie ein Alchemist übellaunig und Heil bringend? Ein Pfarrer unredlich und gutherzig? Wie können unsichtbare Menschen sich noch einsamer machen, indem sie dafür sorgen, dass sie gesehen werden?*

»Ich weiß es nicht.« Conor zuckte erschöpft die Achseln. »Deine Geschichten ergeben für mich keinen Sinn.«

Die Antwort ist, dass es keine Rolle spielt, was du ***denkst***, sagte das Monster, *weil dein Verstand sich hundert Mal am Tag selbst widerspricht. Du wolltest, dass sie geht, und gleichzeitig hast du verzweifelt gehofft, dass ich sie rette. Dein Verstand ist bereit, tröstliche Lügen zu glauben, obwohl er die schmerzhaften Wahrheiten kennt, die diese Lügen notwendig machen. Und dein Verstand wird dich dafür bestrafen, dass du beides glaubst.*

»Aber was kann man denn dagegen tun?«, fragte Conor mit rauer Stimme. »Wie bekämpft man all die verschiedenen Sachen in einem selbst?«

Indem man die Wahrheit ausspricht, sagte das Monster. *So wie du es gerade getan hast.*

Conor dachte wieder an die Hände seiner Mutter, an den Moment, als er losgelassen hatte –

Hör auf damit, Conor O'Malley, sagte das Monster sanft. *Ich habe mich einzig aus dem Grund auf den Weg gemacht, um dir dies zu sagen, damit es dich heilen möge. Du musst mir zuhören.*

Conor schluckte wieder. »Okay.«

Du schreibst die Geschichte deines Lebens nicht mit Worten, sagte das Monster. *Du schreibst sie mit Taten. Es ist nicht wichtig, was du denkst. Wichtig ist nur, was du* ***tust****.*

Ein langes Schweigen folgte, während Conor allmählich wieder zu Atem kam.

»Und was soll ich tun?«, fragte er schließlich.

Das, was du gerade getan hast, sagte das Monster. *Die Wahrheit aussprechen.*

»Das ist alles?«

Findest du das leicht? Das Monster zog seine gewaltigen Augenbrauen hoch. *Vor Kurzem wärst du noch lieber gestorben, als es zu tun.*

Conor blickte auf seine nach wie vor zu Fäusten geballten Hände hinab und entspannte sie endlich. »Weil das, was ich gedacht habe, so *falsch* war.«

Es war nicht falsch, sagte das Monster. *Es war nur ein Gedanke, einer von Millionen. Es war keine Tat.*

Conor stieß einen langen, langen Seufzer aus.

Aber er erstickte nicht mehr an seinem schweren Atem. Der Albtraum füllte ihn nicht mehr aus, quetschte ihm nicht die Brust zusammen, presste ihn nicht zu Boden.

Ja er spürte ihn eigentlich überhaupt nicht mehr.

»Ich bin so müde«, sagte Conor und legte den Kopf auf seine Arme. »Ich kann nicht mehr.«

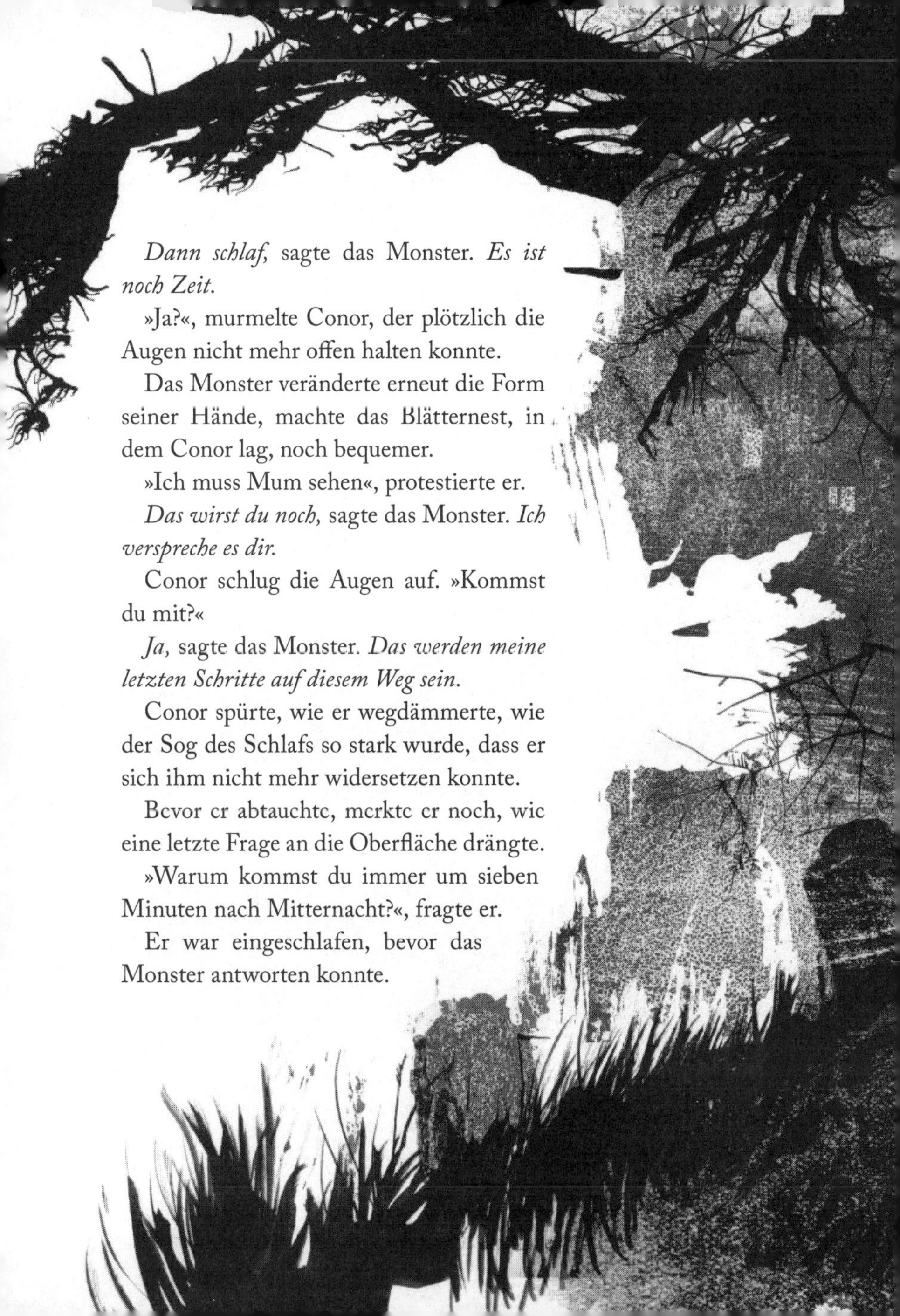

Dann schlaf, sagte das Monster. *Es ist noch Zeit.*

»Ja?«, murmelte Conor, der plötzlich die Augen nicht mehr offen halten konnte.

Das Monster veränderte erneut die Form seiner Hände, machte das Blätternest, in dem Conor lag, noch bequemer.

»Ich muss Mum sehen«, protestierte er.

Das wirst du noch, sagte das Monster. *Ich verspreche es dir.*

Conor schlug die Augen auf. »Kommst du mit?«

Ja, sagte das Monster. *Das werden meine letzten Schritte auf diesem Weg sein.*

Conor spürte, wie er wegdämmerte, wie der Sog des Schlafs so stark wurde, dass er sich ihm nicht mehr widersetzen konnte.

Bevor er abtauchte, merkte er noch, wie eine letzte Frage an die Oberfläche drängte.

»Warum kommst du immer um sieben Minuten nach Mitternacht?«, fragte er.

Er war eingeschlafen, bevor das Monster antworten konnte.

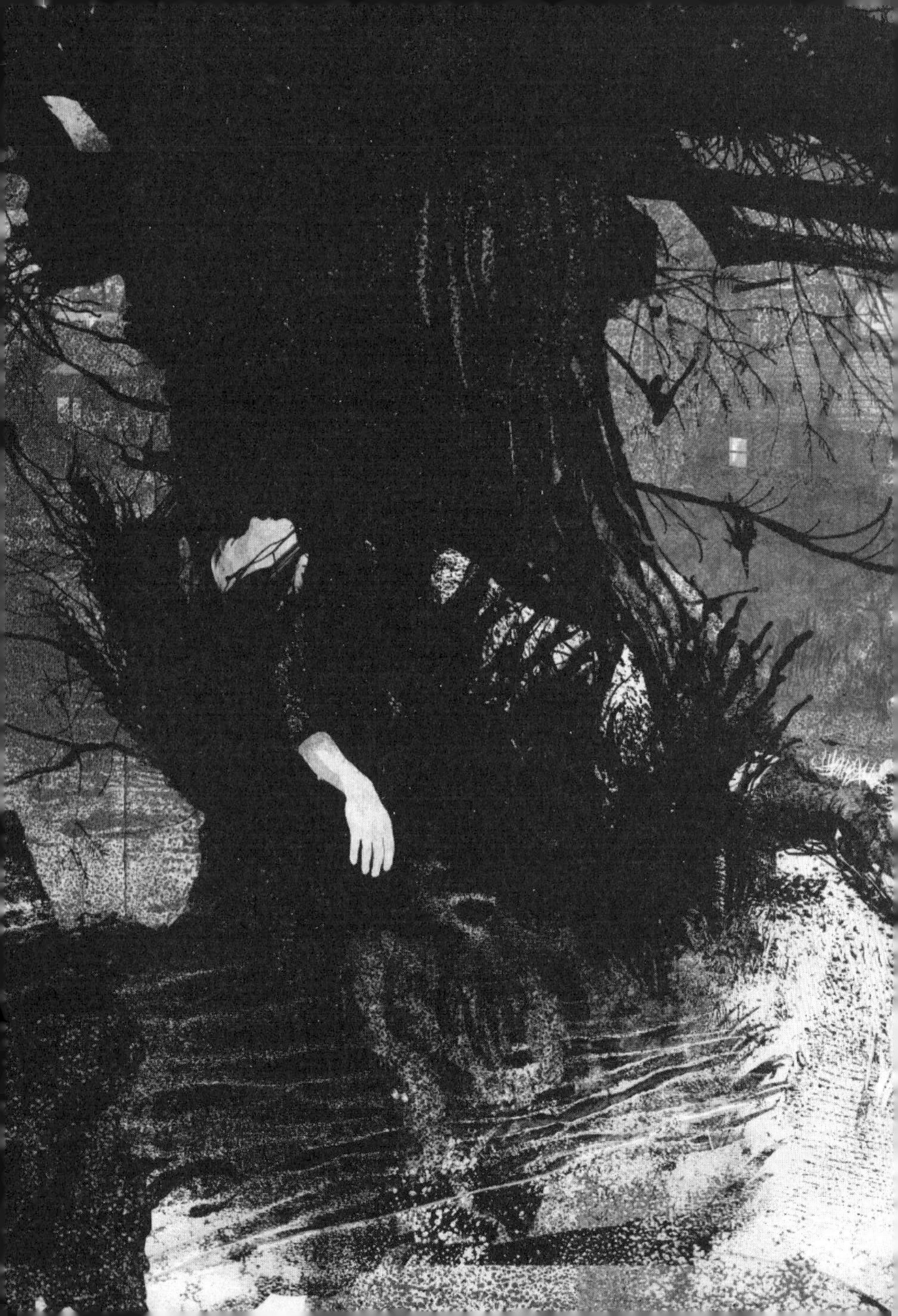

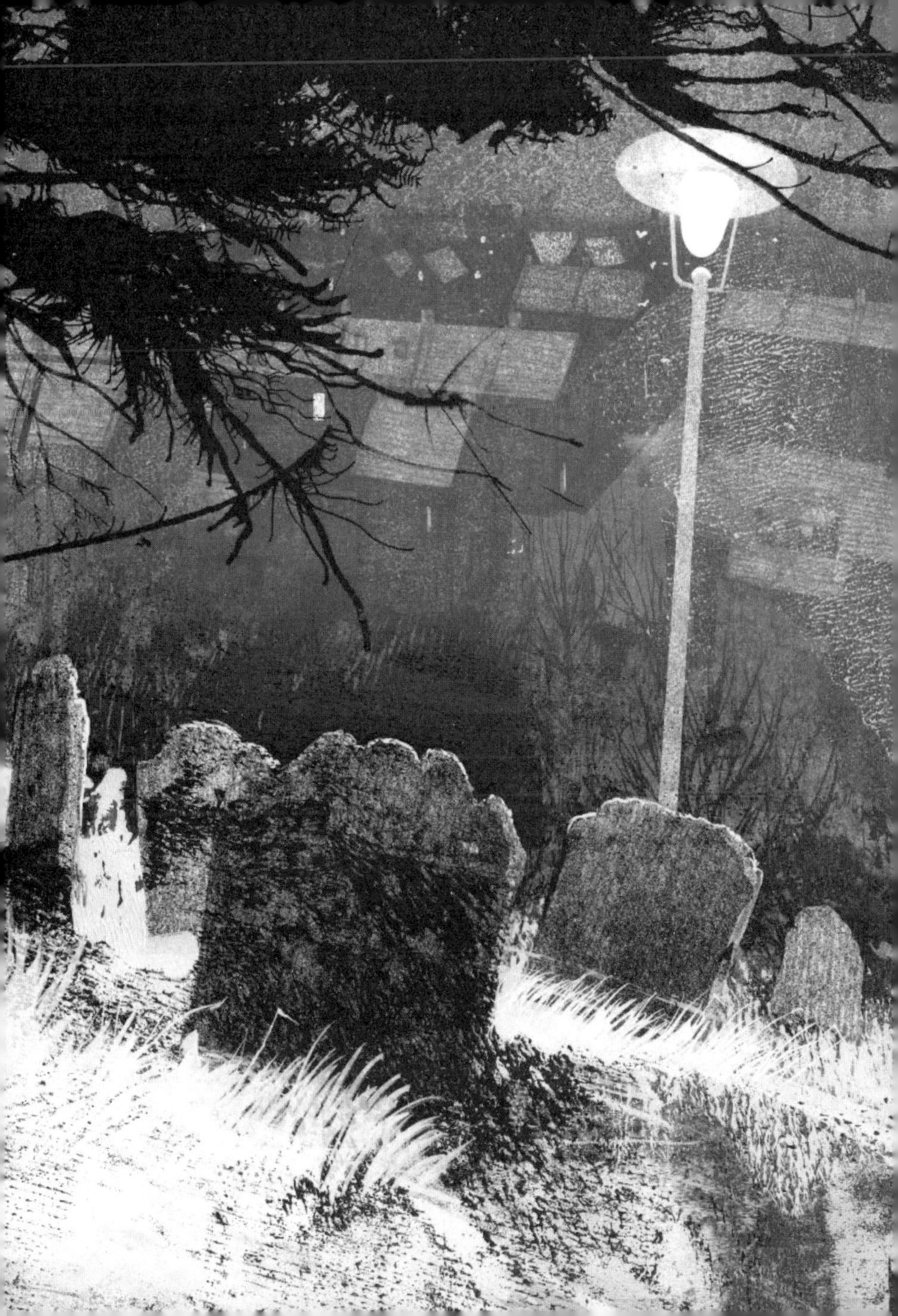

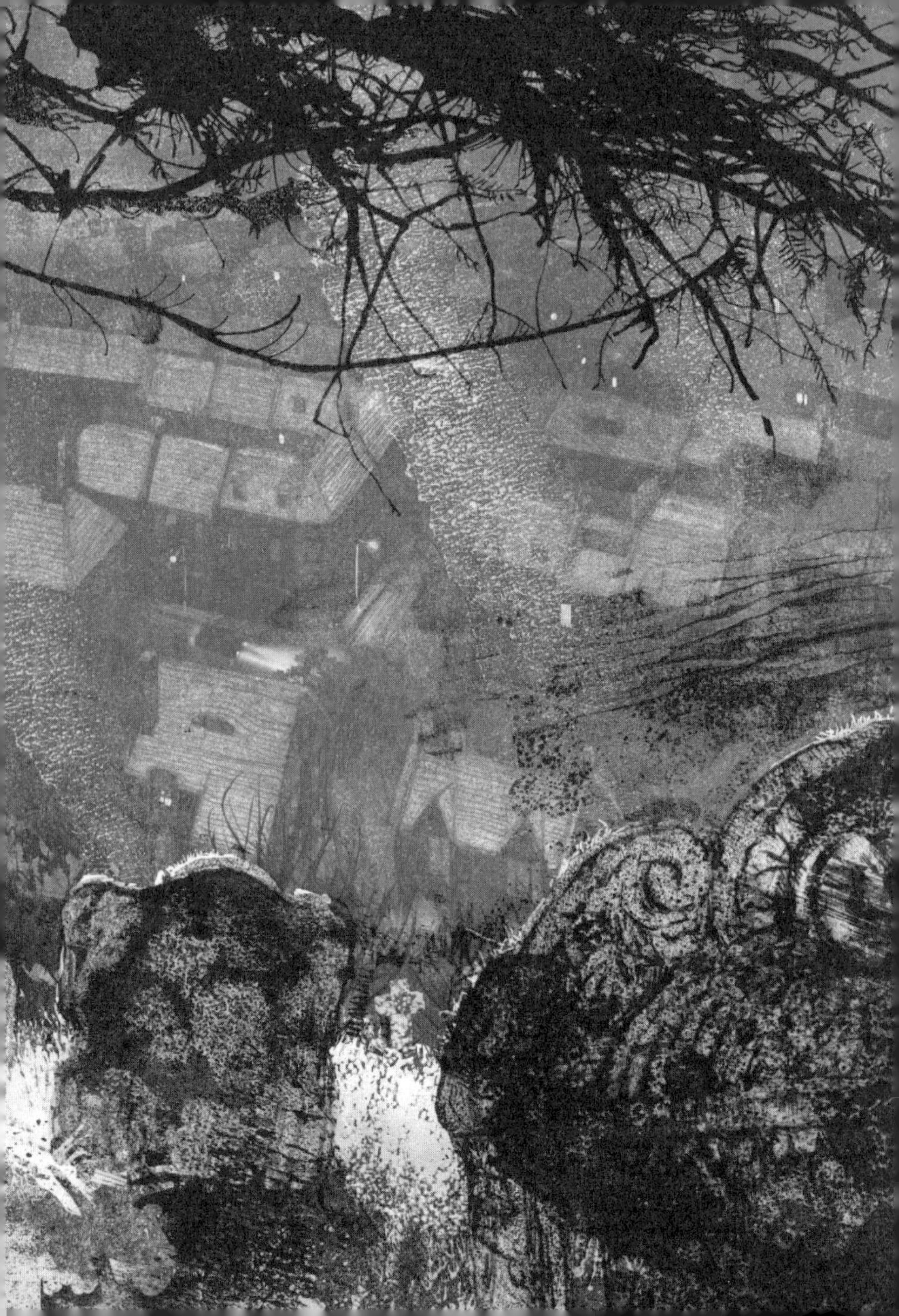

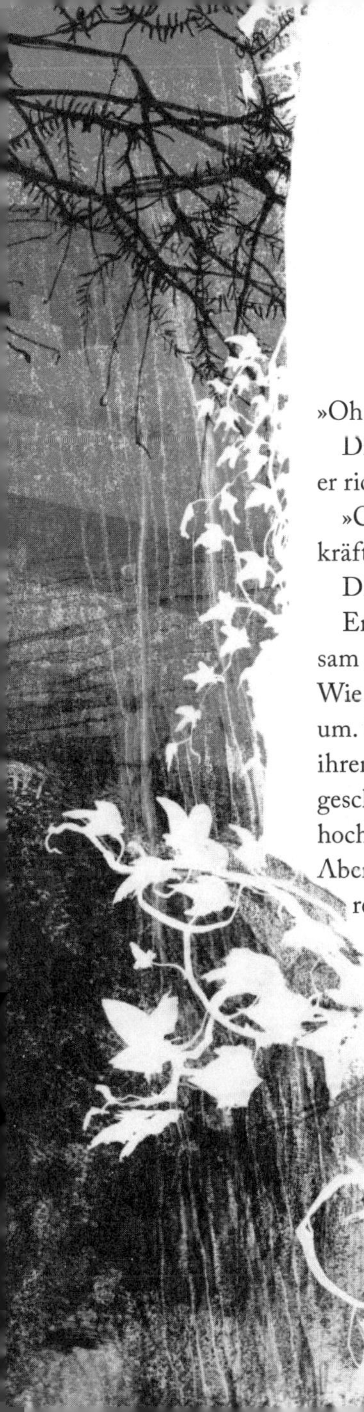

EIN STARKES BAND

»Oh, Gott sei Dank!«

Die Worte drangen zu Conor durch, bevor er richtig wach war.

»Conor!«, hörte er, und dann noch einmal kräftiger: *»Conor!«*

Die Stimme seiner Großmutter.

Er öffnete die Augen und setzte sich langsam auf. Es war inzwischen dunkel geworden. Wie lange hatte er geschlafen? Er blickte sich um. Er war noch immer auf dem Hügel hinter ihrem Haus, zwischen die Wurzeln der Eibe geschmiegt, die über ihm aufragte. Er sah hoch. Es war nur ein Baum.

Aber zugleich auch nicht, das hätte er schwören können.

»CONOR!«

Seine Großmutter kam an der Kirche vorbeigeeilt, und er konnte ihren Wagen unten auf der Straße stehen sehen, mit leuchtenden Scheinwerfern und laufendem Motor.

Er rappelte sich auf, als sie näher kam. Ärger und Erleichterung standen ihr ins Gesicht geschrieben, und dazu etwas anderes, das ihm das Herz stocken ließ.

»Oh, Gott sei Dank, Gott sei DANK!«, rief sie, als sie bei ihm war.

Und dann tat sie etwas Erstaunliches.

Sie packte ihn und drückte ihn so fest an sich, dass sie beinahe zusammen hinfielen. Gerade noch rechtzeitig fand Conor Halt am Baumstamm. Dann ließ sie ihn los und begann *richtig* zu schreien.

»Wo WARST du denn?« Sie kreischte förmlich. »Ich suche dich seit STUNDEN! Ich war schon ganz VERZWEIFELT, Conor! WAS ZUM TEUFEL HAST DU DIR DABEI GEDACHT?«

»Ich musste etwas erledigen«, sagte Conor, aber sie zerrte ihn schon am Arm.

»Keine Zeit«, sagte sie. »Wir müssen los! Wir müssen *sofort* los!«

Sie ließ von ihm ab und *sprintete* regelrecht zum Wagen zurück, was ein so verstörender Anblick war, dass Conor fast automatisch hinter ihr herrannte. Er sprang auf den Beifahrersitz und hatte noch nicht einmal die Tür ganz zugemacht, als seine Großmutter schon mit quietschenden Reifen davonbrauste.

Er wagte nicht zu fragen, warum sie es so eilig hatten.

»Conor«, sagte seine Großmutter, während der Wagen in beängstigendem Tempo die Straße entlangraste. Erst als Conor zu ihr schaute, sah er, wie sehr sie weinte. Und zitterte. »Conor, du kannst doch nicht einfach …«

Sie zitterte noch heftiger und er sah, wie sie das Lenkrad fester umklammerte.

»Grandma –«, fing er an.

»Nicht«, sagte sie. »Bitte nicht.«

Sie fuhren eine Weile schweigend weiter, fegten an Vorfahrtsschildern vorbei, ohne sie zu beachten. Conor prüfte seinen Gurt.

»Grandma?«, fragte Conor und versteifte sich, als sie über eine Bodenwelle hinwegflogen.

Sie raste weiter.

»Entschuldige«, sagte er leise.

Da lachte sie, ein trauriges, belegtes Lachen. Sie schüttelte den Kopf. »Ist ja nicht schlimm«, sagte sie. »Ist nicht schlimm.«

»Nein?«

»*Natürlich* nicht«, sagte sie und fing wieder an zu weinen. Aber sie war nicht die Art von Großmutter, die sich durch Weinen vom Reden abhalten ließ. »Du und ich, Conor«, sagte sie, »wir passen nicht besonders gut zusammen, oder?«

»Nein«, sagte Conor. »Ich glaube nicht.«

»Ich auch nicht.« Sie bog so schnell um eine Kurve, dass Conor sich am Türgriff festklammern musste, um aufrecht sitzen zu bleiben.

»Aber wir werden es lernen müssen, weißt du«, sagte sie.

Conor schluckte. »Ich weiß.«

Ein Schluchzen brach aus ihr heraus. »Ja, nicht wahr?« sagte sie. »Natürlich weißt du das.«

Sie räusperte sich, als sie an einer Kreuzung rasch nach links und rechts schaute, bevor sie bei Rot hinüberschoss. Conor fragte sich, wie spät es sein mochte.

Es war fast kein Verkehr auf den Straßen.

»Aber ich sag dir noch etwas, Conor«, fuhr seine Großmutter fort. »Es gibt etwas, was uns verbindet.«

»Ja?«, fragte Conor, als am Ende der Straße das Krankenhaus in Sicht kam.

»O ja«, sagte seine Großmutter. Sie gab noch mehr Gas und er sah, dass ihre Tränen weiterflossen.

»Und was ist das?«, fragte er.

Sie nahm den erstbesten Parkplatz, den sie entdeckte, und brachte den Wagen halb auf dem Bordstein ruckartig zum Stehen.

»Deine Mutter«, sagte sie und schaute ihm voll ins Gesicht. »Deine Mutter verbindet uns.«

Conor sagte nichts.

Aber er wusste, was sie meinte. Seine Mutter war ihre Tochter. Und sie war für sie beide der wichtigste Mensch. Das war ein ganz schön starkes Band.

Es war auf jeden Fall etwas, woran man anknüpfen konnte.

Seine Großmutter schaltete den Motor aus und öffnete ihre Tür. »Wir müssen uns beeilen«, sagte sie.

DIE WAHRHEIT

Seine Großmutter, das Gesicht eine einzige bange Frage, stürzte vor ihm ins Zimmer seiner Mutter. Aber es war eine Krankenschwester da, die ihr sofort Antwort gab. »Es ist gut«, sagte sie. »Sie kommen rechtzeitig.«

Seine Großmutter schlug sich die Hände vor den Mund und stieß ein Stöhnen der Erleichterung aus.

»Sie haben ihn also gefunden«, sagte die Schwester und schaute Conor an.

»Ja«, sagte seine Großmutter nur.

Sie und Conor sahen beide seine Mutter an. Das Zimmer war fast dunkel, lediglich über ihrem Bett leuchtete eine kleine Lampe. Ihre Augen waren geschlossen und ihr Atem klang, als laste ein Gewicht auf ihrer Brust.

Die Schwester ließ sie mit ihr allein, und seine Großmutter setzte sich jenseits des Bettes auf einen Stuhl und beugte sich vor, um eine Hand seiner Mutter zu nehmen. Sie hielt sie in der ihren, küsste sie und wiegte sich vor und zurück.

»Ma?«, hörte er. Es war seine Mutter, die das gesagt hatte, mit so belegter und leiser Stimme, dass es kaum zu verstehen war.

»Ich bin hier, Liebling«, sagte seine Großmutter, immer noch ihre Hand haltend. »Und Conor ist auch da.«

»Conor auch?«, nuschelte seine Mutter, ohne die Augen zu öffnen.

Seine Großmutter sah ihn auffordernd an.

»Ich bin hier, Mum«, sagte er.

Seine Mutter antwortete nicht, sondern streckte nur ihre freie Hand aus.

Damit er sie nahm.

Damit er sie nahm und nicht mehr losließ.

Hier ist das Ende der Geschichte, sagte das Monster hinter ihm.

»Was soll ich jetzt tun?«, flüsterte Conor.

Er spürte, wie das Monster ihm die Hände auf die Schultern legte. Irgendwie hatten sie genau die richtige Größe, um ihm das Gefühl zu geben, sie hielten ihn aufrecht.

Du brauchst nur die Wahrheit auszusprechen, sagte das Monster.

»Ich habe Angst davor«, sagte Conor. In dem gedämpften Licht sah er seine Großmutter, die sich über ihre Tochter beugte. Er sah die Hand seiner Mutter, noch immer ausgestreckt, ihre Augen weiterhin geschlossen.

Natürlich hast du Angst, sagte das Monster und schob ihn langsam vorwärts. *Und trotzdem wirst du es tun.*

Als die Hände des Monsters ihn sanft, aber entschieden zu seiner Mutter hinschoben, fiel Conors Blick auf die Uhr an der Wand über ihrem Bett.

Es war schon 23:46.

Noch einundzwanzig Minuten bis 00:07.

Er hätte das Monster gern gefragt, was dann passieren würde, doch er traute sich nicht.

Denn ihm war, als wüsste er es.

Wenn du die Wahrheit aussprichst, flüsterte das Monster ihm ins Ohr, *wirst du allem ins Auge blicken können, egal, was passiert.*

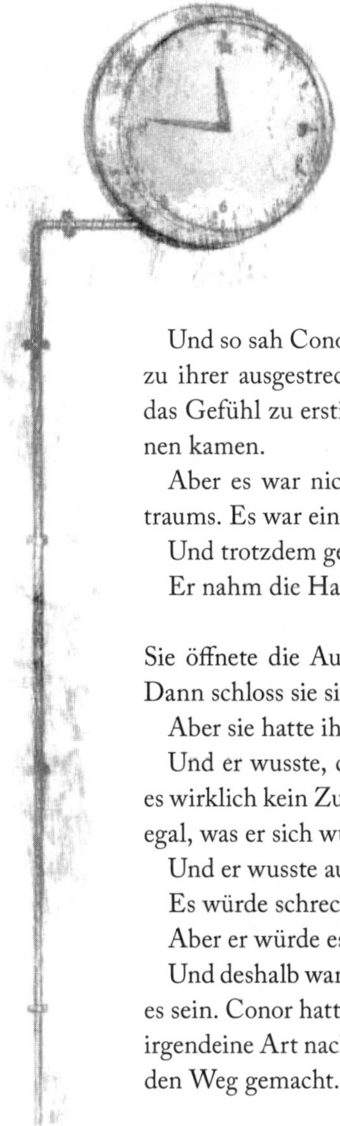

Und so sah Conor wieder zu seiner Mutter hinunter, zu ihrer ausgestreckten Hand. Einmal mehr hatte er das Gefühl zu ersticken und merkte, wie ihm die Tränen kamen.

Aber es war nicht das Ohnmachtsgefühl des Albtraums. Es war einfacher, klarer.

Und trotzdem genauso schwer.

Er nahm die Hand seiner Mutter.

Sie öffnete die Augen, ganz kurz, und erkannte ihn. Dann schloss sie sie wieder.

Aber sie hatte ihn gesehen.

Und er wusste, dass es so weit war. Er wusste, dass es wirklich kein Zurück gab. Dass es geschehen würde, egal, was er sich wünschte, egal, was er empfand.

Und er wusste auch, dass er es durchstehen würde.

Es würde schrecklich sein. Unfassbar schrecklich.

Aber er würde es überleben.

Und deshalb war das Monster gekommen. So musste es sein. Conor hatte es gebraucht und in seiner Not auf irgendeine Art nach ihm gerufen. Und es hatte sich auf den Weg gemacht. Nur für diesen einen Moment.

»Bleibst du auch hier?«, flüsterte Conor dem Monster zu, kaum in der Lage zu sprechen. »Bleibst du hier, bis …?«

Ich bleibe hier, sagte das Monster, die Hände noch immer auf Conors Schultern. *Nun musst du nur noch die Wahrheit aussprechen.*

Und das tat Conor.

Er holte Luft.

Und dann, endlich, sprach er die letzte und vollständige Wahrheit aus.

»Ich will nicht, dass du gehst«, sagte er. Die Tränen rannen ihm aus den Augen, zuerst noch langsam, doch dann stetig wie ein Fluss.

»Ich weiß, mein Liebling«, sagte seine Mutter mit ihrer schweren Stimme. »Ich weiß.«

Er konnte das Monster fühlen, das ihn aufrecht hielt und ihm half, dort zu stehen.

»Ich will nicht, dass du gehst«, sagte er noch einmal.

Und mehr brauchte er nicht zu sagen.

Er beugte sich über ihr Bett und nahm sie in den Arm.

Hielt sie fest.

Er wusste, dass der Moment kommen würde, und zwar bald, vielleicht sogar um sieben Minuten nach Mitternacht.

Der Moment, in dem sie ihm aus den Händen gleiten würde, egal, wie sehr er sie festhielt.

Aber nicht jetzt, flüsterte das Monster, nah bei ihm. *Noch nicht.*

Conor hielt seine Mutter ganz fest.

Und so konnte er sie endlich loslassen.

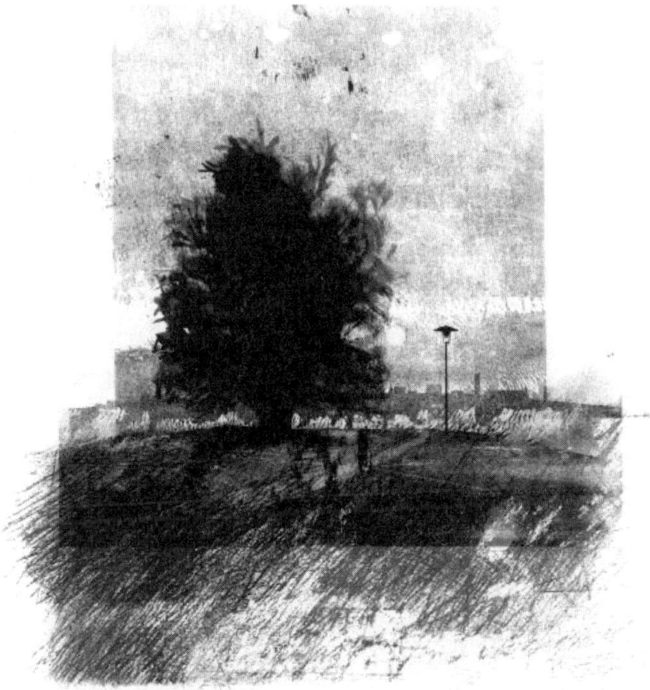

Patrick Ness

wuchs in den Vereinigten Staaten und auf Hawaii auf. Seit Ende der 90er-Jahre lebt er in London und ist dort als Literaturkritiker für die Tageszeitung *The Guardian* tätig. Für seine Kinder- und Jugendbücher wurde er mehrfach ausgezeichnet, unter anderem gewann er den renommierten *Costa Children's Book Award*.

Für »Sieben Minuten nach Mitternacht« erhielt er als erster Autor gleichzeitig die *Carnegie Medal* und den *Kate Greenaway Award* sowie neben unzähligen anderen Auszeichnungen den Deutschen Jugendliteraturpreis 2012.

In »Sieben Minuten nach Mitternacht« schreibt Patrick Ness eine Idee seiner mit der *Carnegie Medal* ausgezeichneten Schriftstellerkollegin Siobhan Dowd weiter. Ihr früher, tragischer Krebstod verhinderte die Umsetzung ihrer Idee in eine eigene Geschichte. Basierend auf dem Drehbuch von Patrick Ness wurde der berührende Roman mit den Oscarnominierten Liam Neeson, Felicity Jones und Sigourney Weaver verfilmt.

Weitere Informationen zum Autor auf www.patrickness.com

Mehr von Patrick Ness:

Die Nacht des Kranichs. Roman
(Auch als E-Book erhältlich)

GOLDMANN
Lesen erleben

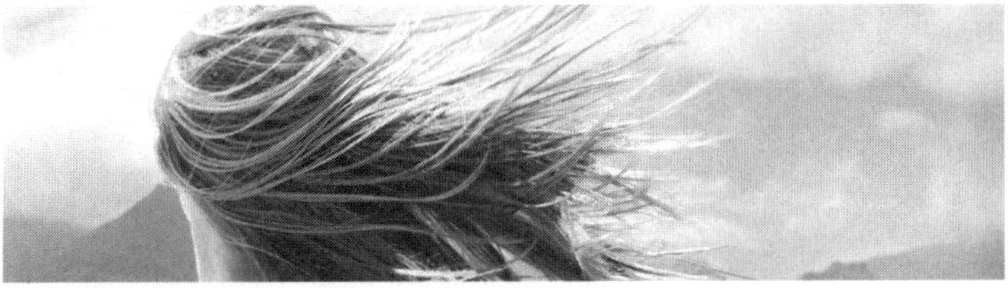